Lovedeep Singla
Manmeet Singh Gulati

Opções protéticas em Implantodontia

Lovedeep Singla
Manmeet Singh Gulati

Opções protéticas em Implantodontia

Um guia para o futuro da restauração com implantes

ScienciaScripts

Imprint

Any brand names and product names mentioned in this book are subject to trademark, brand or patent protection and are trademarks or registered trademarks of their respective holders. The use of brand names, product names, common names, trade names, product descriptions etc. even without a particular marking in this work is in no way to be construed to mean that such names may be regarded as unrestricted in respect of trademark and brand protection legislation and could thus be used by anyone.

Cover image: www.ingimage.com

This book is a translation from the original published under ISBN 978-620-7-64995-2.

Publisher:
Sciencia Scripts
is a trademark of
Dodo Books Indian Ocean Ltd. and OmniScriptum S.R.L publishing group

120 High Road, East Finchley, London, N2 9ED, United Kingdom
Str. Armeneasca 28/1, office 1, Chisinau MD-2012, Republic of Moldova, Europe
Printed at: see last page
ISBN: 978-620-8-16877-3

Copyright © Lovedeep Singla, Manmeet Singh Gulati
Copyright © 2024 Dodo Books Indian Ocean Ltd. and OmniScriptum S.R.L publishing group

Conteúdo

RECONHECIMENTO

Desde já, apresento a minha mais profunda gratidão, o meu profundo agradecimento e as minhas humildes ofertas ao **Deus Todo-Poderoso**, *com cujas bênçãos graciosas e abundantes este projeto foi concluído com êxito.*

Não tenho palavras para exprimir a profundidade do meu imenso sentimento de gratidão e de respeito pelo meu supervisor **Dr. Manmeet Singh Gulati, Professor & H.O.D,** *Department of Prosthodontics and Crown & Bridge, Desh Bhagat Dental College & Hospital, Mandi Gobindgarh pelo seu generoso interesse, supervisão e por me ter dado as suas valiosas sugestões no projeto. A forma excecionalmente perfeccionista com que supervisionou o meu trabalho deixa-me em dívida para com ele.*

Agradeço ao meu co-supervisor, **Dr. Ram Rattan Goyal, Professor,** *Departamento de Dentisteria Protética e Coroas e Bráquetes, Desh Bhagat Dental College & Hospital, Mandi Gobindgarh, cuja orientação competente e encorajamento constante foram de grande ajuda. Estou-lhe profundamente grato pelos seus esforços incansáveis na tentativa de obter o melhor de mim. Não tenho palavras para agradecer o seu enorme apoio e ajuda. Sem o seu encorajamento e orientação, este projeto não teria sido concretizado. Obrigado, Senhor, por me ter guiado e dado forma ao meu manuscrito final.*

Agradeço profundamente à **Dr.ª Manmohit Kumar Singh, Professora,** *Departamento de Dentisteria Protética e Coroa e Ponte, Desh Bhagat Dental College & Hospital, Mandi Gobindgarh, pelas suas valiosas sugestões e constante encorajamento.*

Os meus sinceros agradecimentos ao **Dr. Partik Gupta, Leitor,** *Departamento de Dentisteria Protética e Coroa e Ponte, Desh Bhagat Dental College & Hospital, Mandi Gobindgarh, pela sua constante orientação, ajuda e encorajamento durante todo o meu projeto.*

As palavras são insuficientes para expressar a minha gratidão ao **Dr. Puneet Sharma (Professor Sénior) e** *ao* **Dr. Gitanjali (Professor Sénior),** *Departamento de Dentisteria Protética e Coroa e Ponte, Desh Bhagat Dental College & Hospital, Mandi Gobindgarh, pelo seu esforço contínuo para me ajudar a dar forma à minha dissertação. Os seus conselhos especializados em todas as fases da minha dissertação contribuíram muito para a conclusão deste trabalho.*

Agradeço também ao **Dr. Harminder Singh** *e ao* **Dr. Dhananjay Vasudeva**, *os meus queridos seniores, pela sua cooperação e ajuda amável.*

Agradeço também à minha colega, **Dra. Archana Queen, e** *aos meus colegas,* **Dr. Sahvish e Dr. Dhruv**, *pela sua amável cooperação e ajuda constante.*

*Gostaria especialmente de manifestar a minha gratidão aos meus respeitáveis pais**, Sr. Suresh Kumar e Sra. Bir Banti,** sem os quais eu não teria sido o que sou profissionalmente e que me apoiaram ao longo de toda a minha carreira.*

Estou também grata aos meus amigos **Dr. Jasleen, Dr. Navisha e Dr. Sahil** *pelo apoio e encorajamento contínuo.*

Por último, mas não menos importante, exprimo a minha gratidão a todos os que, direta ou indiretamente, prestaram a sua estimada colaboração que me permitiu concluir a minha Dissertação. A eles ficarei sempre a dever uma imensa gratidão.

1 Introdução

O objetivo da Prostodontia é devolver ao paciente o contorno, a função, o conforto, a estética, a fala e a saúde normais, independentemente da atrofia, doença ou lesão do sistema estomatognático.[1] No entanto, quanto mais dentes faltarem a um paciente, mais difícil se torna este objetivo com a medicina dentária tradicional. Como resultado da investigação contínua no planeamento do tratamento, desenhos de implantes, materiais e técnicas, o sucesso previsível é agora uma realidade para a reabilitação de muitas situações clínicas difíceis. A colocação de implantes desempenha um papel importante na manutenção da osteointegração e no controlo da carga biomecânica sobre os implantes.

A terapia com implantes dentários expandiu drasticamente as opções de tratamento disponíveis para os pacientes parcial ou totalmente desdentados. O prognóstico a longo prazo de uma restauração com implantes depende de um cuidado meticuloso no diagnóstico e no planeamento do tratamento para o paciente. [2]

O tratamento com implantes dentários revolucionou a reabilitação oral em pacientes parcial e totalmente desdentados. Quando o conceito de osseointegração foi introduzido em 1977 por Per Ingvar Branemark em relação aos implantes endósseos de titânio, tornou-se possível alcançar elevadas taxas de sucesso em associação com esta modalidade de tratamento, e várias investigações demonstraram um excelente prognóstico a longo prazo.

O aumento da necessidade e da utilização de tratamentos relacionados com implantes resulta do efeito combinado de uma série de factores que incluem os aspectos psicológicos da perda de dentes, o envelhecimento da população, a perda de dentes relacionada com a idade, as consequências anatómicas do edentulismo, o fraco desempenho das próteses removíveis, os resultados previsíveis a longo prazo das próteses suportadas por implantes e as vantagens das próteses suportadas por implantes.[1]

Para um tratamento bem sucedido com implantes, é necessária uma abordagem sistémica da avaliação do paciente. Esta é efectuada de forma muito semelhante a qualquer avaliação de um paciente que necessite de tratamento dentário. É importante educar adequadamente o paciente sobre os benefícios dos implantes dentários, motivá-lo e persuadi-lo a submeter-se à terapia com implantes.

É também muito importante que o estado físico geral de um doente seja verificado com exatidão, de modo a obter uma avaliação global da saúde. Os dados iniciais recolhidos sobre cada paciente devem incluir a história clínica, a história dentária, o estudo radiográfico, os moldes de estudo e as fotografias, todos essenciais para o planeamento do tratamento.

As imagens e técnicas de diagnóstico ajudam a desenvolver e implementar um plano de tratamento coeso e abrangente para a equipa de implantes e para o doente. A avaliação radiográfica da densidade óssea deve ser efectuada durante a avaliação do doente. Um dos factores mais significativos que afectam o resultado do tratamento com implantes é a qualidade do osso circundante.[3] A densidade do osso disponível num local edêntulo é um fator determinante no planeamento do tratamento, na conceção do implante, na abordagem cirúrgica, no tempo de cicatrização e na carga óssea progressiva inicial durante a reconstrução protética.[4]

A incidência do edentulismo constituiu um desafio para os cirurgiões dentistas, incentivando-os a conceber as próteses mais aceitáveis para os pacientes. Embora o doente possa adaptar-se às próteses de dentadura completa, a diminuição da função mastigatória em comparação com a da dentição natural tem sido bem documentada. Anos de uso de próteses completas levam a uma reabsorção óssea progressiva, o que resulta numa diminuição da área de superfície para suporte da prótese, elimina a anatomia favorável para retenção e resulta em áreas desfavoráveis para o uso da prótese. Foram desenvolvidos muitos procedimentos cirúrgicos para restaurar uma anatomia mais favorável para o suporte da prótese. Estes incluem a vestibuloplastia, a vestibuloplastia com enxerto de pele ou mucosa e o aumento com procedimentos de enxerto ósseo. Estes procedimentos ofereceram uma melhoria a curto prazo da estabilidade e retenção da prótese; no entanto, nenhum mostrou sucesso clínico a longo prazo. Assim, a implantologia dentária evoluiu para uma modalidade de tratamento razoavelmente previsível para a maioria destes pacientes.

A terapia com implantes é claramente uma técnica empolgante e tem despertado a imaginação de muitos dentistas e investigadores. Um planeamento de tratamento e um diagnóstico bem planeados são fundamentais para o sucesso do implante. Vários factores estão diretamente relacionados com o comportamento biomecânico do conjunto implante-prótese, tais como a localização, a inclinação e a profundidade do implante no osso. Estes factores estão também relacionados com o desenho, o comprimento e o diâmetro dos implantes, bem como com a inclinação das cúspides e a plataforma oclusal das coroas protésicas. Por conseguinte, antes da colocação do implante, devem ser considerados factores cirúrgicos e protéticos.[5]

Nesta dissertação tenta-se compreender as várias opções protéticas em implantologia dentária.

2 Revisão da literatura

David R. Federick e Angelo A. Caputo. 1996[8] Têm sido utilizadas várias abordagens para a retenção e estabilização de sobredentaduras suportadas por implantes. O seu estudo examinou foto elasticamente as caraterísticas de transferência de carga simuladas de um acessório de tampa resiliente com modelos plásticos mandibulares moderadamente atrofiados com duas orientações de implante. Foi efectuada uma comparação com overdentures suportadas por uma barra de esplintagem e uma barra com encaixes de tampão resiliente distal. Os padrões de tensão desenvolvidos por carga oclusal simulada demonstraram pouca partilha de carga entre arcadas e uma distribuição de tensão mais uniforme com implantes não inclinados para todos os desenhos de retenção. A transferência de força oclusal simulada mais equitativa foi proporcionada pelos encaixes da tampa resiliente diretamente nos implantes.

Regina Mericske, et al. 2000[9] No seu estudo preliminar, foi efectuada uma tentativa de medir simultaneamente as forças in vivo em 5 implantes maxilares com diferentes tipos de superestrutura. As medições de força foram efectuadas em 1 paciente de teste com 5 implantes ITI no maxilar edêntulo. Foram fabricadas uma prótese completa fixa aparafusada e uma sobredentadura para medições comparativas das forças. A sobredentadura podia ser montada em 2 tipos diferentes de barras. O método de medição foi utilizado com transdutores de força piezo-eléctricos que foram montados diretamente nos implantes.

Os resultados mostraram que as forças registadas apresentavam padrões de força semelhantes com ambos os tipos de superestrutura e ambos os tipos de barras para a ligação da sobredentadura. As magnitudes das forças foram significativamente diferentes para as 3 dimensões (P<.05) com forças mais elevadas ao longo do eixo do implante. A partir destes resultados, concluiu-se que são observados padrões semelhantes de transmissão de força para os implantes com uma prótese completa fixa e uma sobredentadura ligada a implantes maxilares. O desenho da barra não influenciou significativamente o padrão de força.

Andersen E, et al. 2001[10] num relatório preliminar de um estudo prospetivo de 37 implantes restaurados com coroas dentárias unitárias cimentadas, o autor relatou uma sobrevivência cirúrgica de 100% que foi reduzida para 94,6% após 1 ano. Um relatório de acompanhamento de 1995 incluiu o grupo de desenvolvimento (34 pacientes, 37 coroas) e um grupo cumulativo (57 pacientes, 65 coroas). A taxa de sucesso cumulativa registada foi de 93,7% e 89% para o grupo de desenvolvimento após 3 a 4 anos em função.

Nikolai Attard, George A. Zarb, B. 2002[[11]] apresentam diferentes planos de tratamento para restaurar molares em falta. Recomenda-se a utilização de implantes de diâmetro largo para situações ósseas especiais, como altura e qualidade comprometidas, ou para a substituição imediata de implantes falhados. O autor relatou que a reabsorção óssea induzida por sobrecarga parecia preceder a fratura do implante num número significativo de restaurações de implantes unitários de molares unitários. No mesmo ano, outro autor relatou que 24 implantes molares em 22 pacientes com um implante de diâmetro largo tiveram uma taxa de sucesso cumulativa de 95%. A principal complicação foi uma incidência de 38% de afrouxamento dos parafusos de ouro.

Yen-Chen Ku, Yu-Fu Shen, e Yang-Ming Chang 2002[[12] Descreveram a técnica Block-out prior to pick-up impression of overdenture with ERA attachments. Antes de se efetuar o procedimento de levantamento de uma sobredentadura retida por ERA, 1-4 é muitas vezes necessário bloquear os rebaixos que rodeiam o pilar da sobredentadura para evitar que a prótese bloqueie na boca do paciente. É apresentado um método simples de bloqueio no qual um pequeno anel de borracha é colocado à volta do pilar antes do procedimento de recolha.

Tada S, et al 2003[13] relataram um estudo retrospetivo de 1 a 5 anos de 82 implantes colocados em 58 pacientes. Foram perdidos dois implantes antes da carga, com uma taxa de sobrevivência global de 97%. A perda óssea foi, em média, de 0,9 mm no primeiro ano e de 0,1 mm em cada ano consecutivo. No mesmo ano, um estudo de 2 anos de 24 implantes com uma taxa de insucesso de 4,3%.

Walid M. Sadig 2003[14] descreveu uma técnica especial para a incorporação de acessórios numa sobredentadura de implante. O sistema de barra Hader é um conceito popular de barra e clipe devido à sua rotação de clipe de 20 graus, simplicidade e versatilidade. Podem ser utilizados dois procedimentos para incorporar o clip de nylon Hader numa base de prótese. A técnica direta consiste em fixar o clip à base da prótese como um procedimento clínico. Com a técnica indireta, o clip é fixado durante o processamento laboratorial. É apresentado um método alternativo de fixação do clip com uma superestrutura metálica. Este procedimento combina as vantagens das técnicas direta e indireta para a incorporação do clip de nylon da barra de Hader na base da prótese.

Tawil G, Younan R. 2003[15] relataram um estudo prospetivo multicêntrico composto por 92 pacientes que receberam 107 implantes com uma taxa de sobrevivência cumulativa de 97,2% aos 3 e 5 anos (96,6% na maxila e 100% na mandíbula). A perda óssea marginal média não excedeu 1 mm. Os índices de placa e gengival eram indicativos da saúde dos tecidos moles. A complicação mais comum foi o afrouxamento do parafuso de fixação do pilar, que foi significativamente reduzido após o primeiro ano. Em 1995, um autor relatou 76 implantes de um só dente. As complicações mais comuns foram o afrouxamento do parafuso, com 9%.

Nopsaran Chaimattayompol, e Nancy S. Arbree 2003[16] A determinação exacta do espaço definido pelo contorno fisiológico de uma prótese completa (antes e depois da cirurgia de implante) é necessária durante a fase de planeamento do tratamento para uma sobredentadura de implante. Esta determinação ajuda a formular o plano de tratamento cirúrgico adequado e a selecionar o acessório de sobredentadura de implante independente apropriado. Este artigo apresenta uma técnica que fornece uma análise clara e visual da limitação de espaço da prótese amovível. O método descrito permite ao médico determinar o espaço disponível antes da colocação do implante ou do acessório.

Kreisler M, Behneke N, Behneke A, Hoedt B 2003[17] estudou radiologicamente a reabsorção óssea alveolar na maxila edêntula em pacientes com sobredentaduras mandibulares suportadas por implantes.

Materiais e Métodos: Este estudo consistiu em 35 pacientes saudáveis, completamente desdentados, com uma idade média de 59,7 anos. Tinham recebido 2 implantes entre os forames mentais. Foram fabricadas novas sobredentaduras mandibulares retidas por barra e próteses completas maxilares. A conclusão foi que a ancoragem anterior de sobredentaduras mandibulares através de 2 implantes e uma barra ovoide estava associada a uma reabsorção ligeiramente mais elevada na parte anterior do que na parte posterior do maxilar edêntulo.

Philip S. Baker, e John R. Ivanhoe 2003[18] Descreveram o fabrico de um dispositivo oclusal para proteção de pilares de sobredentadura de implantes com O-ring. O procedimento sugerido tem as seguintes vantagens:

(1) Não necessita de consultas adicionais quando é fabricado em simultâneo com a prótese definitiva; (2) O dispositivo oclusal utiliza os componentes dos fabricantes de attachments, proporcionando uma capacidade de retenção e substituição previsível; e (3) O dispositivo oclusal incorpora os anéis de retenção metálicos radiopacos dos fabricantes de attachments, permitindo a visualização radiográfica caso o dispositivo seja aspirado ou engolido.

Thomason JM, et al. 2003[19] Este estudo examinou a satisfação dos pacientes com próteses completas convencionais e sobredentaduras de implantes mandibulares que se opõem a próteses maxilares convencionais 6 meses após a entrega.

Materiais e Métodos: Sessenta indivíduos edêntulos (com idades compreendidas entre os 65 e os 75 anos) foram aleatoriamente atribuídos a uma prótese convencional mandibular ou a uma sobredentadura suportada por dois implantes com âncoras de retenção em forma de bola. Os pacientes avaliaram a sua satisfação geral e outras caraterísticas das suas próteses, juntamente com a sua capacidade de comer determinados alimentos, em escalas visuais analógicas de 100 mm antes da atribuição, e após 2 e 6 meses. Os índices de satisfação geral foram mais elevados no grupo dos implantes do que no grupo da prótese convencional em cerca de 36% (diferença média de 22,3 mm).

Conclusão: Os idosos edêntulos que receberam overdentures de implantes mandibulares que se opunham a uma prótese convencional classificaram a sua satisfação geral cerca de 36% mais elevada do que um grupo comparável que recebeu novas próteses convencionais.

Zinsli B, et al 2004[20] efectuou um estudo retrospetivo de 75 pacientes tratados com 84 implantes Branemark (71% dos implantes estavam na região anterior) com uma taxa de insucesso cumulativa de 2,4% aos 5 anos. A perda óssea média anual, obtida através de radiografias, foi de 0,8 mm durante o primeiro ano e de 0,1 mm nos períodos de um ano seguintes. Foi observada uma perda óssea mais acentuada nos implantes cónicos que tinham um módulo de crista mais longo, liso e cónico. No mesmo ano, um estudo relatou 41 pacientes que receberam 49 implantes de um único dente (um foi perdido; três foram perdidos no seguimento). A perda óssea média anual após o primeiro ano foi de ± 0,1 mm. No entanto, nove implantes perderam mais osso do que os critérios estabelecidos (Alberkston et al), tendo dois deles demonstrado uma perda óssea progressiva. A complicação mais comum foi o afrouxamento ou fratura do parafuso.

Kent T. Ochiai, et al. 2004[21] O objetivo deste estudo foi avaliar fotoelasticamente o suporte palatino de 3 desenhos de sobredentaduras suportadas por implantes maxilares.

Material e métodos: Foi fabricado um modelo fotoelástico de uma maxila edêntula com quatro implantes 3i de 3,75, 3, 13 mm. Foram fabricados três desenhos de sobredentaduras maxilares: uma barra Hader esplintada incorporando 2 attachments ERA distais com clips anteriores; pilares e attachments diretos Zaag de 4 mm não esplintados; e pilares e attachments diretos Locator de 2 mm não esplintados. Todos os componentes restauradores e acessórios foram ajustados e observados quanto à passividade de ajuste e alinhamento. As sobredentaduras foram testadas primeiro com cobertura palatina completa. Foram aplicadas cargas unilaterais de 25 lb nos primeiros molares esquerdo e direito e na área da papila incisiva. Os efeitos fotoelásticos foram monitorizados e registados fotograficamente. A área palatina foi removida das 3 sobredentaduras e os regimes de carga foram repetidos.

Conclusão: A remoção do suporte palatino produziu um efeito maior e uma diferença de tensão mais concentrada para as sobredentaduras maxilares do que as diferenças entre os desenhos de fixação testados.

Vigolo P, et al. 2004[22] relatou 20 sítios restaurados com dois implantes de 5 mm de diâmetro até 26 meses, trinta e quatro sítios foram restaurados com um implante de 5 mm de diâmetro e um implante de diâmetro mais pequeno, e 162 sítios foram restaurados com dois implantes de diâmetro padrão. A taxa global de insucesso foi de 1,2%, a combinação de dois implantes de 5 mm teve 100% de sucesso, ao passo que a taxa de insucesso da combinação de implantes de 5 mm e 4 mm de diâmetro foi de 2,5% e a falha da combinação de dois implantes de 4 mm foi de 1,6%. No mesmo ano, o autor comparou a utilização de um implante com dois implantes para substituir um único molar. Neste estudo, 47 pacientes receberam um implante e 25 receberam dois. A taxa de sucesso cumulativa a três anos foi de 99% com 0,1 mm de perda óssea marginal para um implante e 0,24 mm com dois implantes. A mobilidade da prótese e o afrouxamento do parafuso foram as complicações mais comuns para o grupo de um implante (48%) e foram reduzidas para 8% no grupo de dois implantes.

Carlsson GE, et al. (2004)[23] Este inquérito internacional preliminar comparou o fornecimento de sobredentaduras implanto-suportadas com próteses fixas implanto-suportadas para mandíbulas edêntulas.

Materiais e Métodos: Foram enviados questionários baseados num estudo sueco de 2001 a prostodontistas e clínicas especializadas em mais nove países.

Resultados: A taxa de resposta variou de 53% a 100% em 10 inquéritos nacionais e deve permitir uma comparação cuidadosa dos resultados. A relação entre as sobredentaduras de implantes e as próteses fixas implanto-suportadas no tratamento de mandíbulas edêntulas variou muito; na Suécia, a proporção de sobredentaduras foi de 12%, enquanto que nos Países Baixos foi de 93%. Em todos os países, a razão mais comum para a escolha da sobredentadura foi o custo reduzido.

Conclusão: Existiram grandes diferenças entre os 10 países na escolha do tratamento com implantes para a mandíbula edêntula. A proporção relativa de sobredentaduras mandibulares em relação às próteses fixas foi baixa na Suécia e na Grécia e variou de um a dois terços nos outros países.

Steven J. Sadowsky e Angelo A. Caputo 2004[24] O objetivo do seu estudo de simulação foi medir, fotoelasticamente, o comportamento biológico de 2 ou 3 implantes que suportam diferentes designs de sobredentaduras mandibulares com barra em cantilever e comparar as caraterísticas de carga. Os materiais e métodos utilizados foram dois modelos fotoelásticos de uma mandíbula humana edêntula, fabricados com 2 ou 3 implantes do tipo parafuso (Nobel Biocare, 3,75 3 10mm) embutidos na área parassinfisária. Foram fabricadas estruturas de barras utilizando um cantilever de 7 mm para ambos os modelos. Uma prótese retida por clip e uma prótese retida por êmbolo (SwissLoc) foram fabricadas como superestruturas para cada estrutura.

Foram aplicadas cargas verticais de 15 e 30 libras unilateralmente ao primeiro molar e 15 libras ao primeiro pré-molar em cada uma das 4 próteses overdenture padronizadas. O cantilever foi removido da estrutura de 2 implantes e a prótese retida por clipes foi carregada de forma semelhante no primeiro molar com 25 libras. As tensões que se desenvolveram na estrutura de suporte foram monitorizadas fotoelasticamente e registadas fotograficamente. Resultados. Todas as 4 próteses demonstraram uma baixa transferência de tensão para os implantes, a prótese retida por êmbolo causou uma distribuição de tensão mais uniforme para o pilar terminal ipsilateral em comparação com a prótese retida por clipe e proporcionou segurança de retenção sob as cargas testadas. A conclusão foi que, sob carga, todos os desenhos protéticos demonstraram uma baixa transferência de tensão para o pilar ipsilateral e para o lado contralateral da arcada. A prótese retida por êmbolo retida por 2 implantes demonstrou uma transferência de tensão mais uniforme para o pilar terminal ipsilateral do que a prótese retida por clipe retida por 3 implantes e proporcionou uma maior retenção, tendo em conta a configuração do implante, o desenho protético e a forma da arcada.

Frederick C.S. Chu, Fei L. Deng, Adam S.C. Siu. 2004[25] o seu artigo apresentado Os distúrbios neurológicos degenerativos, como a doença de Parkinson, estão a tornar-se mais prevalentes à medida que a esperança de vida aumenta. Embora a utilização de uma sobredentadura suportada por implantes seja uma modalidade de tratamento aceitável, o médico deve reconhecer as indicações e os requisitos de manutenção dos diferentes sistemas de fixação para cada paciente. Foi apresentada a utilização de um sistema de fixação magnético numa sobredentadura mandibular suportada por implantes para um paciente edêntulo com doença de Parkinson.

Vali Khadivi (2004)[26] Uma sobredentadura mandibular suportada por 2 implantes é uma alternativa de tratamento eficaz para os utilizadores de próteses desadaptativas. Os implantes podem ser fixos, utilizando uma barra, ou não fixos e retidos por acessórios, tais como esferas ou ímanes. Quando é contemplada a utilização de um acessório esférico, os pilares do implante devem estar paralelos entre si ao longo do trajeto de inserção. O relatório seguinte descreve o procedimento para corrigir um pilar de implante não paralelo para reter uma sobredentadura mandibular.

H.J. Chun, et al. 2005[27] No seu estudo, foram estudados os efeitos de diferentes fixações de sobredentadura nas distribuições de tensão no osso maxilar em redor dos implantes de sobredentadura. Foram considerados quatro tipos diferentes de encaixe. São elas a Dalbo Stud rígida, a Dalbo Stress Broken móvel, a Dalbo móvel e a O-ring móvel. Foi efectuada uma análise de elementos finitos tridimensional com um pacote comercial para obter as distribuições de tensão no osso maxilar. A partir dos resultados numéricos, verificou-se que o mecanismo de transferência de carga do sistema de implantes é significativamente alterado pelos tipos de encaixe da prótese e também é necessário ter um cuidado especial para atribuir condições de fronteira adequadas na interface para a análise.

O acessório Dalbo móvel gerou a tensão máxima efectiva mais elevada no osso maxilar entre os modelos sob a mesma condição de carga inclinada para contacto com fricção. O acessório Dalbo Stud do tipo rígido gerou a menor tensão máxima efectiva no osso maxilar entre os modelos sob a mesma condição de carga inclinada para uma condição de ligação perfeita.

Heydecke G, et al. 2005 [28] Este artigo compara o custo do tratamento de sobredentadura mandibular com dois implantes com o custo do tratamento de dentadura convencional num hospital universitário.

Materiais e Métodos: Sessenta pacientes edêntulos (com idades compreendidas entre os 65 e os 75 anos) participaram num ensaio clínico aleatório. Todos os pacientes receberam uma nova prótese completa maxilar e uma prótese convencional mandibular (n=30) ou uma sobredentadura de implante sobre dois implantes não aplanados (n=30). Foram realizados microcastings baseados em recursos de custos diretos e indirectos (por exemplo, despesas e custo de tempo para os pacientes) de todas as visitas programadas e não programadas durante 1 ano após a entrega das próteses.

A conclusão foi que o custo direto do tratamento de sobredentadura mandibular com dois implantes era 2,4 vezes superior ao do tratamento com prótese convencional. Quando os custos indirectos foram adicionados, a estimativa do rácio do custo total implante-convencional foi de 1,8. Estes dados de custos podem agora ser combinados com estimativas da eficácia dos dois tipos de prótese, para que os profissionais e os pacientes possam tomar decisões informadas sobre estes conceitos de tratamento protético.

K. Stellingsma, H.J.A. Meijer, G.M. Raghoebar 2005[29] Foi efectuado um estudo retrospetivo para avaliar o sucesso de implantes endósseos curtos em combinação com uma sobredentadura retida por implantes na mandíbula extremamente reabsorvida. Os pacientes incluídos tinham uma mandíbula que não excedia uma altura média de 12 mm, medida numa radiografia cefalométrica lateral padronizada. Dezassete pacientes (14 mulheres, 3 homens; idade média, 65 anos) com 68 implantes endósseos foram avaliados clínica e radiograficamente. Os resultados mostraram que, durante o período de acompanhamento (média de 77 meses; variação de 60 a 97 meses), 8 implantes foram perdidos, elevando a taxa de sobrevivência cumulativa para 88%. Os tecidos perimplantares estavam em boas condições e a perda óssea à volta dos implantes era mínima. A conclusão foi que, devido à relativa simplicidade e baixa morbilidade desta estratégia de tratamento, é uma opção de tratamento justificada.

Hans Peter Weber, Cortino Sukotjo 2007[30] Em 1997, foi efectuado um estudo sobre 60 locais restaurados com dois implantes numa dimensão mesiodistal de, pelo menos, 10 mm, e em função até 7 anos. Os autores consideraram que este valor é adequado para a modalidade de tratamento com dois implantes, enquanto outros recomendam um espaço mesiodistal mínimo de 12,5 a 14 mm para colocar dois implantes.

Suhail Ali Al-Ghafli, Konstantinos X. Michalakis 2009[31] Foi efectuado um estudo para investigar o efeito do deslocamento cíclico na retenção de um sistema de fixação de sobredentadura quando 2 implantes foram colocados em angulações de 0, 5, 10, 15 e 20 graus. Os resultados mostram diferenças significativas no número de ciclos necessários para que os valores de retenção iniciais diminuam para 60 N, 40 N e 20 N (*P*<.001) nos diferentes grupos de angulação do implante. Os grupos 0D e 5D exigiram o tempo mais longo para a perda de retenção, enquanto os grupos 20D demonstraram o tempo mais curto para a perda de retenção.

Monica Nogueira Pigozzo, et al. 2009[32] O objetivo deste estudo foi avaliar a força retentiva e a resistência à fadiga de 4 sistemas de fixação de barra e clipe para overdenture. Bar Clip (clipe de polímero), Sterngold Hader Bar (clipe de polímero), 3i Gold Hader Type Clip (clipe de metal), ou SIN Clipo (clipe de metal). Os espécimes imersos em saliva artificial foram testados até 5500 ciclos a 0,8 Hz, utilizando uma máquina de ensaio universal hidráulica. Os valores da força de retenção (N) foram registados inicialmente e após 1100, 2200, 3300, 4400 e 5500 ciclos de inserção e remoção durante o ensaio de tração, utilizando uma velocidade de 1 mm/min e uma célula de carga de 1 kN.

Os resultados mostraram um aumento nos valores de força de retenção durante o teste de fadiga após 5500 ciclos de inserção e remoção. Não foi observada diferença significativa na força de retenção entre os grupos que utilizaram clipes de polímero (Conexao Bar Clip e Sterngold Hader Bar) (*P = 0,729);* o mesmo ocorreu com os sistemas de clipes metálicos (SIN Clipo e 3i Gold Hader Type Clip) (*P = 0,068*). O sistema SIN Clipo demonstrou os menores valores de força de retenção, que foram significativamente diferentes dos outros 2 sistemas de fixação, o Sterngold Hader Bar (*P* <.01) e o Conexao Bar Clip (*P* <.01). Embora o 3i Gold Hader Type Clip não tenha diferido significativamente, em termos de força de retenção, do Sterngold Hader Bar (*P*=.258), a sua força de retenção foi significativamente inferior à força de retenção do sistema Conexao Bar Clip (*P*=.030).

Conclusões: Os sistemas avaliados demonstraram uma retenção satisfatória durante todos os períodos de tempo testados, uma vez que as forças de retenção de 5 a 7 N devem ser suficientes para estabilizar as sobredentaduras. Não foi detectada qualquer fratura do componente ou comprometimento da retenção em nenhum dos sistemas testados.

Andrea Rentsch Kollar, et al. 2010[33] Este artigo resume uma observação clínica a longo prazo de pacientes com sobredentaduras sobre implantes.

Materiais e Métodos: Entre 1984 e 1997, pacientes edêntulos foram consecutivamente admitidos para tratamento com uma sobredentadura de implante. As próteses foram ligadas aos implantes por meio de barras ou âncoras esféricas. Foi efectuada uma manutenção regular com, pelo menos, uma ou duas visitas programadas por ano. A assiduidade e os motivos de desistência foram analisados com base na história específica do paciente. Foram identificados os serviços de manutenção de próteses, recobrimento, reparação e fabrico de novas próteses, e as complicações com os dispositivos de retenção foram especificadas separadamente.

Resultados: No período de 1984 a 2008, 147 pacientes com um total de 314 implantes completaram um período de acompanhamento de > 10 anos. Cento e um pacientes ainda estavam disponíveis em 2008, enquanto 46 pacientes não foram reexaminados por várias razões. A adesão foi elevada, com uma taxa de comparência regular > 90%. Mais de 80% das próteses permaneceram em serviço contínuo. Embora a manutenção protética principal tenha sido bastante baixa em relação ao longo período de observação, as visitas a um higienista dentário e a um dentista resultaram numa taxa de visitas anuais de 1,5 e 2,4, respetivamente. Se fossem necessárias novas próteses, estas eram feitas em cursos de estudantes, o que aumentava o tempo de tratamento e o número de consultas necessárias. As complicações com os dispositivos de retenção consistiram maioritariamente na montagem de novos retentores femininos, na reparação de barras e na mudança de âncoras esféricas. O número médio de eventos e a taxa de serviço protético com âncoras de bola foram significativamente mais elevados do que com barras. Vinte e dois pacientes mudaram de âncoras esféricas para barras; 9 pacientes mudaram de uma barra de clipe para uma barra rígida em forma de U.

Conclusões: Este estudo de acompanhamento a longo prazo demonstra que as sobredentaduras sobre implantes são uma solução favorável para pacientes edêntulos com manutenção regular. Apesar das circunstâncias específicas de uma população envelhecida, é possível prestar cuidados a longo prazo, resultando num bom prognóstico e num baixo risco para esta modalidade de tratamento.

John Cavallaro Jr., Gary Greenstein 2011[34] Quando os implantes dentários não são colocados paralelamente aos dentes adjacentes ou implantes contíguos, o médico pode utilizar pilares angulados para obter contornos de restauração adequados. No entanto, tem sido associado um aumento das tensões nos implantes e no osso à utilização de pilares angulados. A este respeito, existem questões não resolvidas relativamente à sobrevivência dos implantes e potenciais complicações protéticas que podem surgir quando são utilizados pilares angulados para alinhar as posições protéticas.

Resultados: Os resultados das avaliações de tensão fotoelástica, da análise de elementos finitos e dos estudos de extensometria indicaram que o aumento das angulações dos pilares resulta na colocação de uma maior quantidade de tensão nas próteses e no osso circundante do que a associada aos pilares rectos. No entanto, os estudos de sobrevivência não demonstraram uma diminuição significativa da longevidade das próteses associada aos pilares angulados. Além disso, não houve perda óssea adicional adjacente aos implantes que suportaram pilares angulados em comparação com pilares rectos, e os pilares angulados não manifestaram um aumento da incidência de afrouxamento dos parafusos.

Murillo Sucena Pita, et al. 2011[35] Este artigo descreve A utilização de próteses suportadas por implantes para substituir dentes em falta tornou-se um tratamento previsível. Embora tenha sido registada uma elevada taxa de sucesso, o tratamento com implantes está sujeito a complicações, falhas e limitações, como a perda óssea peri-implantar após a carga do implante. A avaliação das tensões na interface osso-abutment-implante tem sido efectuada para desenvolver novos desenhos de plataformas protéticas e para compreender a distribuição das tensões nesta interface. Estão disponíveis vários tipos de plataformas protésicas, tais como hexágono externo e interno, ligação em cone Morse e o conceito de troca de plataforma. Portanto, este estudo teve como objetivo descrever criticamente as diferentes opções de plataformas protéticas em implantodontia, discutindo seus conceitos biomecânicos, uso clínico e vantagens e desvantagens. Observou-se que todos os tipos de plataformas protéticas proporcionaram uma elevada taxa de sucesso do tratamento com implantes, seguindo um critério rigoroso de indicação e limitação. Em conclusão, um planeamento inverso do tratamento com implantes é fortemente indicado para reduzir a sobrecarga do implante, e a utilização de técnicas cirúrgico-protéticas avançadas é necessária para obter um sucesso a longo prazo das reabilitações orais.

Domenica Laurito, et al. 2012[36] O sucesso das próteses implanto-suportadas de tecido maxilar e mandibular varia na literatura, e o protocolo ideal pode ser difícil de identificar, tendo em conta os numerosos estudos. A opção de reabilitação oral é uma alternativa às próteses convencionais e deve melhorar a função, a satisfação e a retenção. O objetivo deste artigo de revisão foi esclarecer estas questões.

Métodos: A pesquisa da literatura revê artigos ingleses de overdentures de implantes não anedóticos de 1991 a 2011.

Resultados: Os resultados apresentam uma lista abrangente agregada de variáveis categóricas da revisão da literatura. O sucesso global da sobredentadura de implantes maxilares e mandibulares foi, respetivamente, de 86,6% e 95,8%.

Conclusão: A literatura indica que a prótese sobredentadura com implantes proporciona resultados previsíveis - maior estabilidade, função e um elevado grau de satisfação em comparação com as próteses removíveis convencionais.

Zucchelli G, et al. 2013[37] Este artigo tem como objetivo avaliar a cobertura dos tecidos moles e a satisfação estética do paciente de uma nova abordagem cirúrgico-protética à deiscência de tecidos moles (DST) em torno de um único implante endósseo.

Material e métodos: Vinte pacientes com deiscência dos tecidos moles bucais à volta de implantes unitários na área estética foram consecutivamente incluídos. O tratamento consistiu em: remoção da coroa suportada pelo implante, redução do pilar do implante, retalho avançado coronalmente em combinação com enxerto de tecido conjuntivo (CTG) e restauração final. O dente contralateral não restaurado, normalmente posicionado sem defeito de recessão, foi utilizado como referência. A cobertura de tecido mole e a satisfação do paciente foram avaliadas 1 ano após a restauração final.

Resultados: A cobertura média da DST ao fim de um ano foi de 96,3%, tendo sido alcançada uma cobertura completa em 75% dos locais tratados. O aumento (1,54 ± 0,21 mm) da espessura do tecido mole bucal (STT) ao fim de 1 ano foi significativamente correlacionado com a espessura do CTG aquando da cirurgia. A diferença média entre a espessura do enxerto e o aumento da STT foi de 0,09 ± 0,14 mm, correspondendo a 5,8% da espessura original do enxerto. A análise estética demonstrou uma melhoria significativa entre as pontuações da escala visual analógica (EVA) na linha de base (mediana, 3,8; IC 95%, 2-4) e ao fim de um ano (mediana, 8,0; IC 95%, 8-10).

Conclusão: Os resultados do presente estudo demonstraram que a técnica bilaminar proposta foi eficaz na cobertura da DST vestibular em torno de um único implante dentário e que a abordagem protético-cirúrgica sugerida foi esteticamente bem sucedida.

Abduo J, Lyons K 2013[38] Este artigo aborda o facto de, apesar da longevidade previsível das próteses sobre implantes, existir um interesse permanente em continuar a melhorar o tratamento e os resultados da prótese sobre implantes. Um dos desenvolvimentos é a aplicação de desenho assistido por computador e fabrico assistido por computador (CAD/CAM) para produzir pilares e estruturas de implantes a partir de materiais metálicos ou cerâmicos. O objetivo desta revisão narrativa é avaliar criticamente os fundamentos da utilização do CAD/CAM na prótese sobre implantes. Até à data, o CAD/CAM permite a produção simplificada de componentes de implantes precisos e duráveis. A precisão do ajuste foi comprovada em várias experiências laboratoriais e foi atribuída ao desenho dos implantes. A fresagem também facilita o fabrico de componentes a partir de materiais duráveis e estéticos. Com o desenvolvimento futuro, espera-se que o protocolo CAD/CAM seja ainda mais simplificado. Embora ainda não existam provas clínicas convincentes que sustentem a superioridade das restaurações de implantes CAD/CAM, prevê-se que o CAD/CAM possa tornar-se a corrente principal para o fabrico de componentes de implantes.

Taruna M, et al. 2014[39]] Este artigo analisa o conceito All-on-4 e os seus aspectos protéticos. O sucesso clínico e a longevidade dos implantes dentários endósseos como pilares de suporte de carga são controlados em grande medida pelo ambiente mecânico em que funcionam. O plano de tratamento é responsável pelo desenho, número e posição dos implantes. Em ambientes biomecanicamente comprometidos, tais como osso de má qualidade, a tensão no osso da crista pode ser reduzida através do aumento da expansão anterioposterior dos implantes, da colocação de implantes mais compridos e da maximização do número de implantes. O conceito All- on-4 é um desses procedimentos de tratamento que nos esclarece para a sua utilização em pacientes completamente desdentados e que também deixa para trás a alternativa de tratamento de rotina das próteses convencionais com resultados bem sucedidos a curto e longo prazo e os estudos retrospectivos que foram efectuados no passado. A área de preocupação para qualquer alternativa de tratamento reside no sucesso da prótese e na sua perspetiva protética envolvendo os princípios de oclusão.

Gowd MS, Shankar T, Ranjan R, Singh A. 2017[40]] A medicina dentária moderna mudou radicalmente com a terapia com implantes. Para uma terapia de implantes bem sucedida, a chave do sucesso é a elaboração de um plano de tratamento adequado, tendo em conta tanto a parte cirúrgica como a parte protética. Muitas vezes, os médicos tendem a criar um plano de tratamento ignorando os princípios básicos da parte protética. Esta revisão discutiu várias considerações protéticas de próteses suportadas por implantes. Foi discutida uma opção protética pormenorizada, passo a passo, com as suas indicações, para ajudar todos os profissionais de implantes dentários a elaborar um plano de tratamento ótimo para cada caso.

Carpentieri J, Greenstein G, Cavallaro J. 2019[41]] O autor deste artigo indica que existe uma hierarquia tridimensional do espaço de restauração necessário para diferentes tipos de construções de implantes. A quantidade mínima de espaço vertical necessária para as próteses sobre implantes é a seguinte: fixas aparafusadas (nível do implante): 4 a 5 milímetros; fixa aparafusada (nível do pilar): 7,5 mm; fixa cimentada: 7 a 8 mm; sobredentadura não aplanada: 7 mm; sobredentadura com barra: 11 mm; e híbrida fixa aparafusada: 15 mm. Estas dimensões representam a quantidade mínima de espaço de reabilitação vertical que pode acomodar as próteses de implantes acima referidas. Relativamente ao espaço horizontal, são necessários cálculos para ter em conta a discrepância entre um implante e a posição do dente.

Storelli S, et al. 2021[42] Este artigo avalia a sobrevivência dos implantes, a perda óssea marginal e as caraterísticas biomecânicas dos implantes de diâmetro estreito (2,5-3,5 mm) que suportam ou retêm restaurações fixas ou removíveis de arcada completa, utilizando como variáveis de resultado a sobrevivência dos implantes e a perda óssea marginal. A revisão foi efectuada de acordo com as declarações PRISMA. O risco de viés foi avaliado. As taxas de insucesso foram analisadas utilizando modelos de regressão de Poisson de efeito aleatório para obter a estimativa sumária da taxa de sobrevivência a 5 anos e da perda óssea marginal. Como resultado, um total de nove artigos foram finalmente selecionados, relatando uma elevada taxa de sobrevivência dos implantes. Oito estudos centraram-se apenas na mandíbula, enquanto um estudo relatou dados tanto da mandíbula como da maxila. Todos os estudos referiam-se a restaurações amovíveis; nenhum incidia sobre reabilitações fixas. A taxa de sobrevivência estimada para 5 anos de acompanhamento foi calculada em 92,25% para os implantes. A perda óssea marginal estimada após 5 anos foi calculada em 1,40 mm. Nenhum estudo relatou fracturas de implantes.

Ionescu RN, et al. 2022[43] Este artigo descreve os elementos relevantes relativos às interações bioquímicas entre os materiais protéticos utilizados para a obtenção de restaurações implanto-suportadas e o ambiente oral. As próteses implanto-suportadas têm registado um desenvolvimento sem precedentes nos últimos anos, beneficiando do aparecimento de novos materiais protéticos (com maior biocompatibilidade e muito bom comportamento mecânico) e de tecnologias de fabrico computorizadas, que oferecem previsibilidade, precisão e reprodutibilidade. Por outro lado, é reconhecida a qualidade dos materiais convencionais para a obtenção de próteses implanto-suportadas, que já provaram o seu desempenho clínico. As propriedades do PMMA (poli (metacrilato de metilo)) - que é um material provisório representativo e frequentemente utilizado em prótese - e do PEEK (poliéter éter cetona) - um biomaterial que se situa na fronteira entre o uso provisório e o uso protético definitivo - são destacadas para ilustrar a forma complexa como estes materiais interagem com o meio oral. No que respeita aos materiais protéticos definitivos utilizados para a obtenção de próteses implanto-suportadas, é dada ênfase às cerâmicas à base de zircónio. A zircónia apresenta várias vantagens distintivas (excelente estética, bom comportamento mecânico, biocompatibilidade), pelo que a sua aplicabilidade clínica tem sido cada vez mais alargada. A interação da zircónia com o meio oral (fibroblastos, osteoblastos, células da polpa dentária, macrófagos) é apresentada numa síntese relevante, revelando assim a sua boa biocompatibilidade.

3 Classificações

Foram propostas várias classificações para classificar as condições de saúde oral e sistémica do paciente a ser tratado, bem como para o tipo de extensão edêntula e o tratamento protético que pode ser fornecido ao paciente.

Classificação ASA do estado físico [8]

P1	Paciente normal e saudável
P2	Doente com doença sistémica ligeira sem limitação funcional, ou seja, um doente com uma doença significativa que está sob bom controlo no dia a dia, por exemplo, hipertensão controlada, DPOC ligeira (bronquite, enfisema), agentes orais para a diabetes mellitus, estável com digoxina para a fibrilhação auricular.
P3	Doente com doença sistémica grave com limitações funcionais definidas, por exemplo, um diabético a tomar insulina, DPOC significativa com baixa tolerância ao exercício, tensão arterial elevada apesar de tomar 2 ou 3 medicamentos anti-hipertensores.
P4	Doente com doença sistémica grave que constitui uma ameaça constante para a vida.
P5	Doente moribundo que não se espera que sobreviva 24 horas.
P6	Doente declarado em morte cerebral cujos órgãos estão a ser retirados para fins de doação.

Fonte: https://www.researchgate.net/figure/ASA-Physical-Status-Classification-System27_figl_293098432

Seleção de doentes: Considerações orais e sistémicas [3]

Existem 4 níveis de procedimentos de tratamento que vão desde os procedimentos não invasivos com pouco ou nenhum risco de hemorragia gengival até aos mais complicados e invasivos.

Procedimentos **de TIPO 1**	Realizado na maioria dos doentes, independentemente da condição sistémica.
Procedimentos **de TIPO 2**	Maior probabilidade de causar hemorragia gengival na invasão bacteriana das estruturas ósseas
Procedimentos **do TIPO 3**	Procedimento cirúrgico que requer uma técnica mais extensa.
Procedimentos **do TIPO 4**	Procedimentos cirúrgicos avançados com mais hemorragia e maior risco de infeção e complicações pós-operatórias. Pode ser estabelecida uma relação entre a gravidade da doença e o movimento máximo do procedimento de implante dentário.

Opções protéticas em Implantodontia

Em 1989, Misch[3] propôs cinco opções protéticas disponíveis na implantologia dentária, conforme indicado abaixo:

DEFINIÇÃO DA CLASSIFICAÇÃO PROTÉTICA:

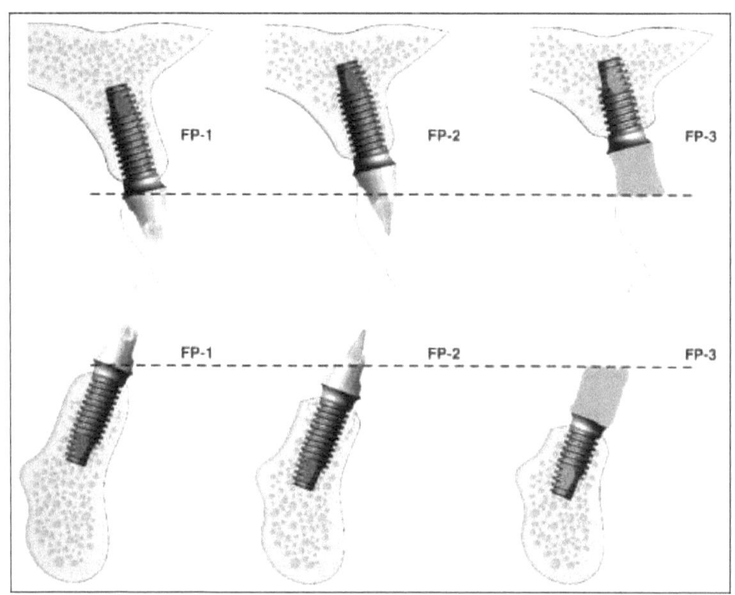

Fig. 4.1 As restaurações fixas têm três categorias: FP 1, FP 2 e FP 3

TIPO	DEFINIÇÃO
FP1	Prótese fixa, substitui apenas a coroa, tem o aspeto de um dente natural.
FP2	Prótese fixa, substitui a coroa e uma parte da raiz, contorno da coroa parece normal na metade oclusal, mas é alongado e
FP3	Prótese fixa, substitui as coroas em falta e a cor gengival e parte do local edêntulo, a prótese utiliza mais frequentemente
RP-4	Prótese removível, sobredentadura suportada completamente por implante.
RP-5	Prótese removível, sobre prótese suportada por tecido mole e implante.

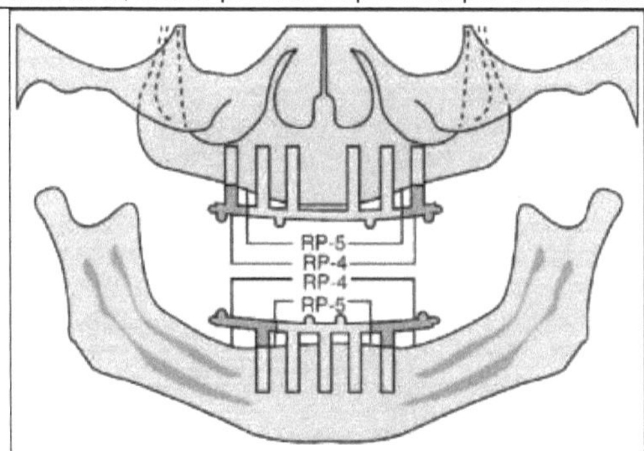

Fig. 4.2 As próteses removíveis têm duas categorias RP-4 e RP-5 com base no suporte do implante.

Prótese FP-1

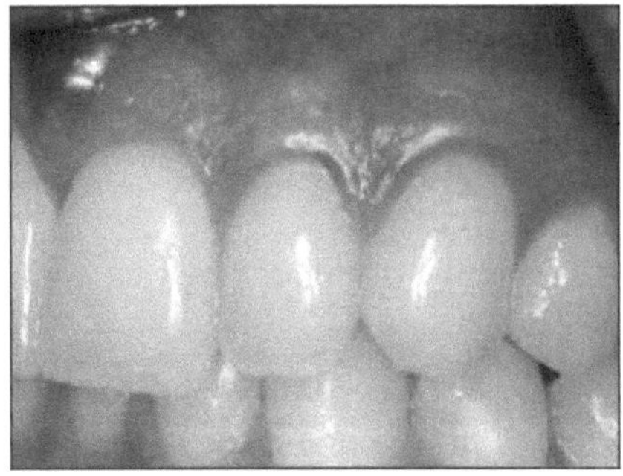

Fig. 4.3 Vista intra-oral de uma restauração FP-1 a substituir o canino maxilar.

Prótese FP-2

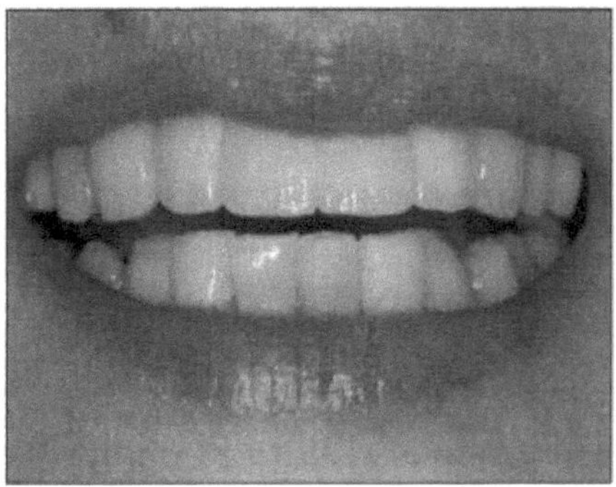

Fig. 4.3 Uma prótese FP-2 é indicada porque a linha de sorriso alta não expõe a gengiva.

Prótese FP-3

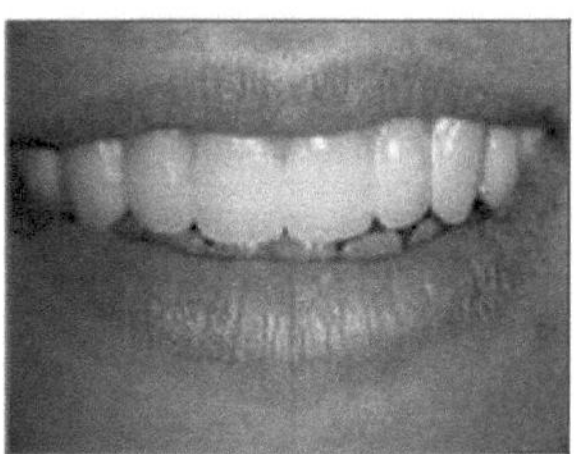

Fig. 4.3 A exposição da gengiva durante o sorriso necessita de uma restauração FP-3.

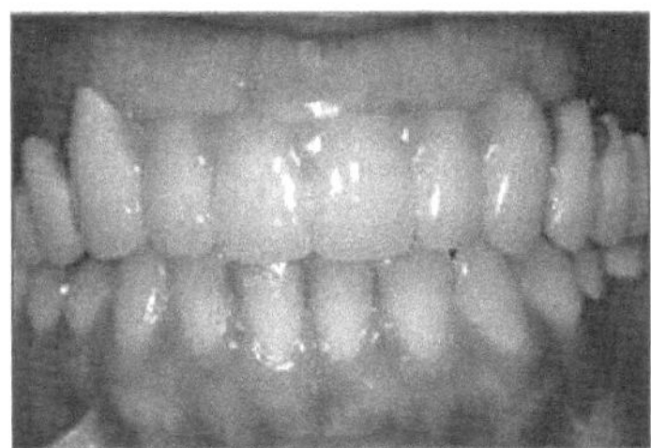

Fig. 4.4 Uma restauração FP-3 que substitui as papilas interdentárias por porcelana cor-de-rosa

Tal como acontece com a prótese FP-2, a região cervical do implante numa restauração FP-3 é sujeita a um maior momento de força durante as excursões laterais ou com restaurações em cantilever e, consequentemente, devem ser considerados implantes adicionais ou comprimentos de cantilever mais curtos durante a fase de planeamento do tratamento.

Prótese RP-4

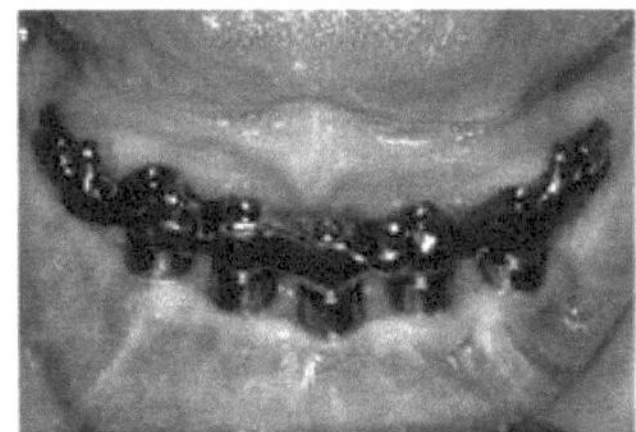

Fig. 4.5 Uma restauração RP-4 é completamente suportada por implantes.

Prótese RP-5

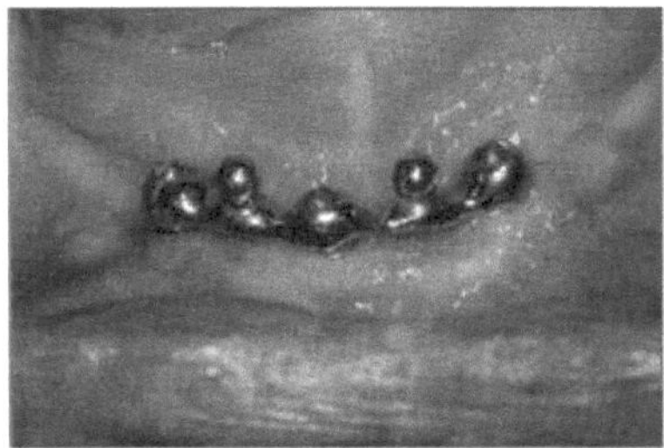

Fig. 4.6 Uma restauração RP-5 ganha apoio tanto dos implantes como dos tecidos moles

tecido

Classificação das próteses sobre implantes

1. As próteses sobre implantes podem ser classificadas como fixas ou removíveis e como de arcada completa ou de arcada parcial, à semelhança dos princípios da prótese convencional.[4][5][6]

Prosthesis type	Partial arch coverage	Full arch coverage
Removable	Implant-supported RPD Implant-tissue–supported RPD	Implant-supported overdenture Implant-tissue–supported overdenture
Fixed	Implant FPD	Implant FCD

2. Também são classificados de acordo com caraterísticas adicionais. Foi demonstrado que os implantes dentários podem ser utilizados para melhorar a retenção, a estabilidade e o suporte das restaurações.[7]

a. Suportado por implantes

b. Suporte de tecido de implante.

c. Dentes suportados por implantes.

3. Classificação de acordo com o modo de fixação:

Implant Prosthesis Descriptive Information						
Method of retention	Composition	Nature of support	Design characteristics	Anchorage	Arch coverage	Prosthesis type
Screw-retained	All-ceramic	Implant-supported	Telescopic	Fixed	Partial	Denture
Cement-retained	Metal-ceramic	Implant-tissue–supported	Individual attachments	Removable	Complete	Overdenture
Attachment-retained	Metal-resin	Implant-teeth–supported	Prefabricated bar			
Friction-retained			Milled bar			
			Electrodischarge milled bar			
			Electroplated milled bar			

4 Classificação das próteses sobre implantes de acordo com a sua conceção :[6]

a. Sobredentadura de fixação autónoma (ou individual).

b. Sobredentadura com barra

c. Sobredentadura com barra fresada.

d. Sobredentadura de barra fresada por electrodescarga.

5. Restaurações suportadas por implantes que restauram a arcada completa:

a. Prótese híbrida (prótese completa fixa implanto-suportada metal-resina) - combinação de uma estrutura metálica com uma prótese completa.

b. Prótese completa fixa sobre implantes de porcelana fundida com metal.

Classificação das arcadas edêntulas em implantologia

A história das classificações inclui principalmente a classificação de Kent[3] e a escola de medicina dentária do Louisiana. Esta classificação trata todas as regiões de uma arcada edêntula de forma semelhante e não aborda as variações regionais. As divisões do osso são a base da classificação do doente completamente desdentado. Organiza as opções de implantes mais comuns de suporte protético para o paciente completamente desdentado.

A mandíbula edêntula está dividida em três regiões. Na mandíbula, as secções posteriores direita e esquerda estendem-se desde a região do forame mental até à almofada retro molar. A área anterior está localizada entre os forames mentais. A secção anterior estende-se normalmente de 1st pré-molar a 1st pré-molar porque o forame está normalmente presente entre dois pré-molares.

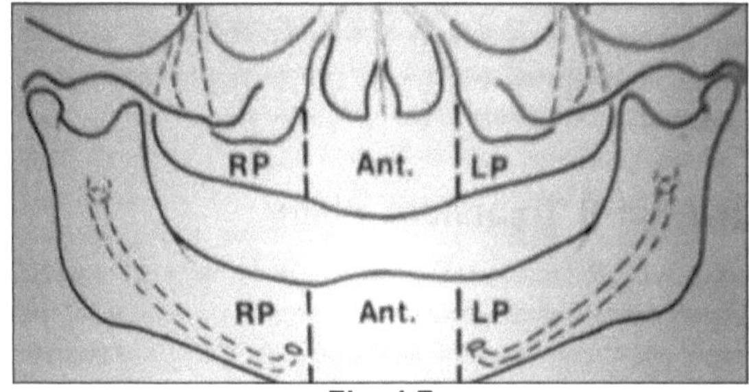

Fig. 4.7

As regiões posteriores direita e esquerda da maxila edêntula também começam a partir do sítio dos 2nd pré-molares, onde o seio maxilar determina mais frequentemente a altura do osso disponível. A secção anterior do maxilar estende-se na região entre os 1st pré-molares e é geralmente anterior ao seio maxilar.

A classificação da mandíbula desdentada é então determinada pela divisão do osso em cada secção da arcada desdentada. As três áreas de osso são avaliadas independentemente umas das outras. Assim, pode haver 1, 2 ou 3 divisões ósseas diferentes. O termo tipo é utilizado na classificação de desdentados totais em vez de classe, como na classificação de desdentados parciais

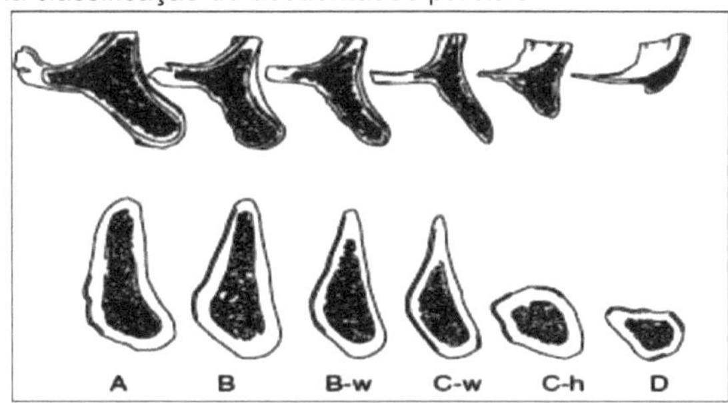

Fig. 4.8

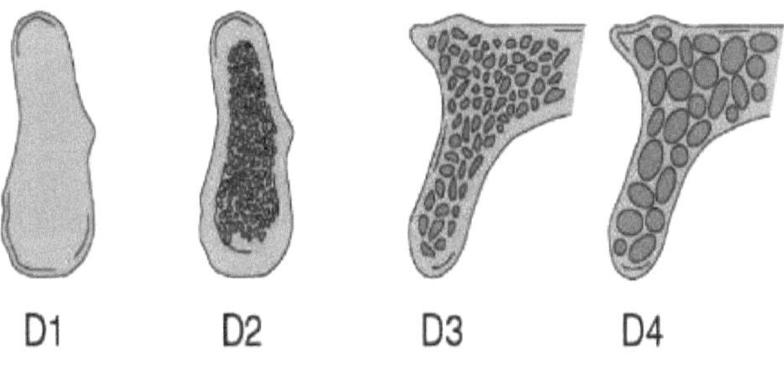

Fig. 4.9

Tipo I

Na arcada edêntula de Tipo 1, a divisão do osso é semelhante nos três segmentos anatómicos (segmento anterior, segmentos posteriores esquerdo e direito). Por conseguinte, estão presentes quatro divisões diferentes das arcadas edêntulas de

21

Tipo 1.

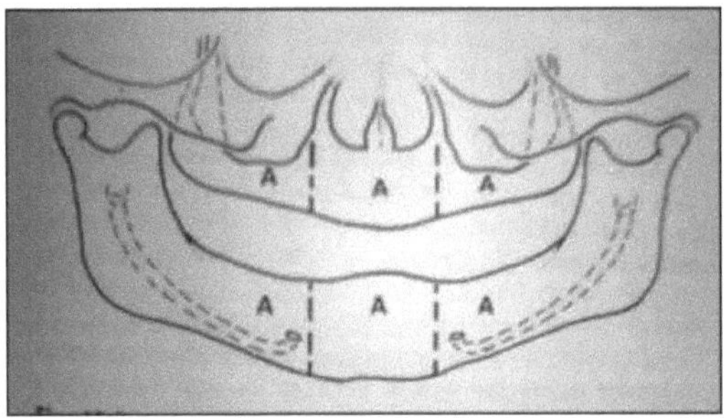
Fig. 4.10

O rebordo **do Tipo 1 Divisão A** tem osso abundante em todas as três secções. O médico pode utilizar tantas formas de raiz de implante quantas as necessárias, e sempre que desejado, para suportar a prótese final.

A crista edêntula **Tipo 1 Divisão B** tem osso adequado nas três secções para permitir a colocação de implantes de forma radicular de diâmetro estreito. É prática comum alterar a secção anterior do osso através de osteoplastia para uma Divisão A e colocar implantes de forma radicular de tamanho normal nesta região. É mais invulgar ter altura posterior suficiente na maxila ou na mandíbula para permitir a osteoplastia para melhorar a divisão. Por conseguinte, se forem necessários implantes posteriores, são frequentemente indicados implantes estreitos. É utilizado um implante para cada raiz dentária para compensar a diminuição da área de superfície de suporte do implante.

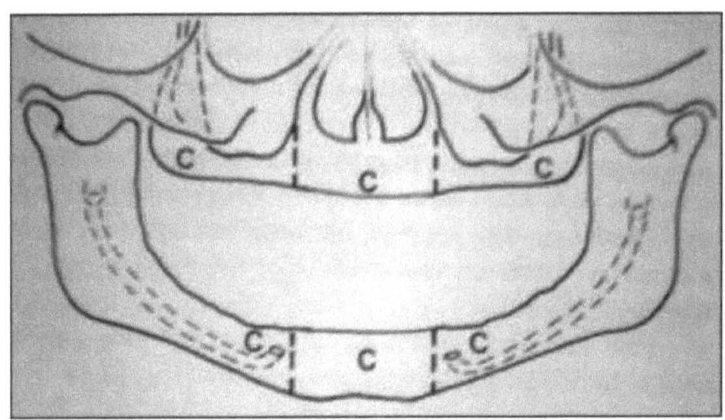
Fig. 4.11

As arcadas edêntulas **tipo 1 divisão C-w** têm uma largura óssea inadequada para

implante; se o paciente desejar uma prótese removível suportada por implante, uma osteoplastia pode converter o rebordo em C-h. O plano de tratamento segue então uma fórmula tipo 1 , C-h.

As arcadas edêntulas **do tipo 1 Divisão C-h** não apresentam todos os requisitos essenciais para um suporte previsível de implantes a longo prazo para próteses fixas. Uma prótese removível suportada por implantes é frequentemente indicada para reduzir as cargas oclusais. A arcada mandibular pode ser tratada com um implante subperiosteal completo ou implantes de forma radicular na secção anterior.

A prótese é completamente suportada por implantes para o implante subperiosteal e, na maioria das vezes, obtém suporte de uma combinação de implantes de forma de raiz anterior da Divisão C e tecido mole posterior, quando são utilizados implantes de forma de raiz.

A maxila edêntula é frequentemente tratada com uma prótese removível convencional. Se esta prótese necessitar de retenção ou estabilidade adicional, pode ser utilizado HA para aumentar a pré-maxila. Isto eleva a forma do rebordo e proporciona resistência às excursões oclusais durante a função. As inserções intramucosas também podem ser utilizadas para aumentar a retenção da prótese completa amovível. No entanto, o doente e o médico devem ter em conta que a perda óssea continuará e tornará ainda mais difícil a colocação de implantes no futuro. Pode ser considerado o aumento subnasal combinado com implantes de forma radicular na região da eminência canina e enxerto sinusal com implantes de forma radicular com prótese de sobredentadura amovível. É necessário um treino cirúrgico adicional para estas duas últimas alternativas, e estas têm uma maior incidência de complicações. As próteses fixas podem necessitar de enxertos autógenos para alterar a divisão e melhorar o sucesso e a estética a longo prazo.

As arcadas edêntulas classificadas como **tipo 1 divisão D** são as mais desafiantes tanto para a medicina dentária tradicional como para a implantologia. Se um implante falhar num paciente do tipo 1 divisão D, podem ocorrer fracturas patológicas ou condições não restauráveis. No entanto, estes são os pacientes que mais necessitam de ajuda para suportar a sua prótese. Os benefícios versus riscos devem ser cuidadosamente ponderados para cada paciente. Os implantes endósteos podem ser colocados na mandíbula anterior. No entanto, a relação coroa/implante desfavorável é frequentemente superior a 5 para 1, e a fratura mandibular durante a colocação do implante ou após a falha do implante pode resultar em complicações significativas.

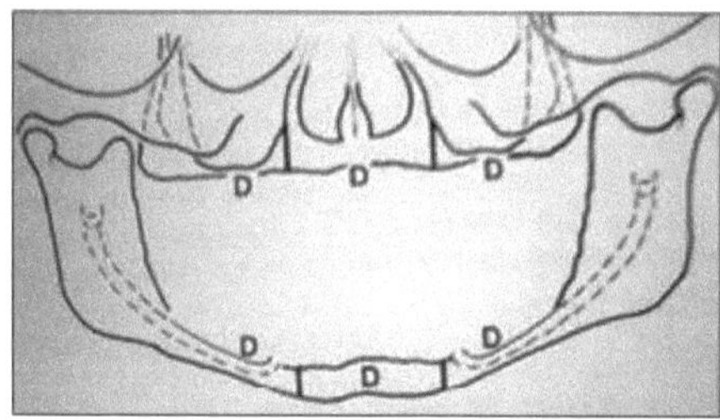
Fig. 4.12

Muitas vezes, a melhor solução é mudar a divisão com enxertos autógenos, reavaliar depois as condições melhoradas e alterar adequadamente o plano de tratamento. As cristas do Tipo 1 Divisão D utilizam mais frequentemente enxertos autógenos de crista ilíaca e paniculado. Após 6 meses, pode ser colocado um total de 6 a 10 implantes nas regiões anterior e posterior.

Tipo 2

Na arcada completamente edêntula do Tipo 2, as secções posteriores do osso são semelhantes, mas diferem do segmento anterior. As arcadas mais comuns nesta categoria apresentam menos osso nas regiões posteriores, sob o seio maxilar ou sobre o canal mandibular do que no segmento anterior destas estruturas. Estes tipos de arcos edêntulos são descritos na classificação de completamente edêntulos com duas letras de Divisão a seguir ao Tipo 2, sendo o segmento anterior listado em primeiro lugar porque determina frequentemente o plano de tratamento global. Portanto, uma mandíbula com Divisão A entre os forames e Divisão C distal ao forame mandibular é chamada de arcada Tipo 2 Divisão A, C. A região anterior é frequentemente o único segmento utilizado para suporte de implantes.

A arcada **Tipo 2 Divisão A, B** tem secções posteriores que podem ser tratadas com implantes de diâmetro estreito, enquanto a secção anterior é adequada para implantes de maior diâmetro em forma de raiz para suportar a prótese. Quando possível, a secção posterior da Divisão B pode ser transformada em Divisão A. O aumento com onlay sintético não é tão previsível ou oportuno como os implantes endósteos da Divisão B, que podem ser utilizados quando os factores de stress são baixos. Os enxertos autógenos são mais debilitantes e requerem períodos de cicatrização prolongados, mas podem ser indicados para o benefício de uma maior largura do osso posterior quando os factores de tensão e os desejos do doente são elevados. Os segmentos mais pequenos podem ser aumentados com enxertos em bloco colhidos intra-oralmente.

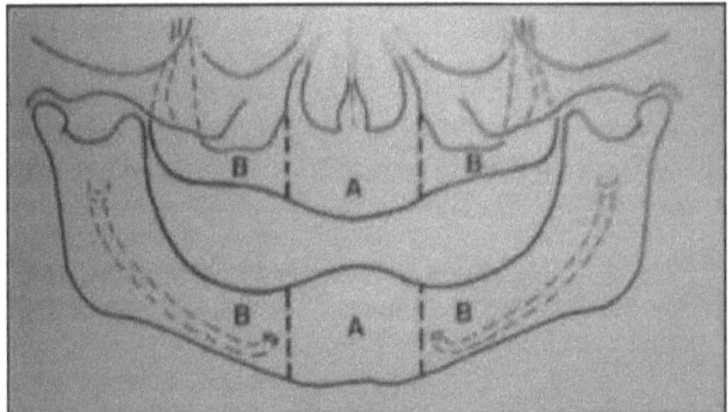

Fig. 4.13

A crista edêntula **Tipo 2 Divisão A, C** apresenta dois modos primários de tratamento com implantes. A situação mandibular mais comum consiste em utilizar apenas a secção anterior para implantes de forma radicular suportados por implantes; a arcada maxilar pode ser tratada com uma combinação de enxerto sinusal e implantes endósteos se for necessário um suporte posterior adicional para a prótese. Uma vez que a densidade óssea da mandíbula é normalmente superior à da maxila e as forças de momento permanecem direcionadas para dentro da forma de arcada, raramente a mandíbula necessita de apoio posterior adicional com enxertos ou implantes subperiosteais circunferenciais. No entanto, para pacientes com uma forma de arco quadrada, pode ser necessário um suporte posterior para uma prótese RP-4 ou fixa.

Uma crista edêntula com perda óssea posterior grave e osso abundante na parte anterior é pouco frequente, mas pode ocorrer na maxila. O paciente Tipo 2 Divisão A, D é tratado de forma semelhante ao paciente com uma arcada Tipo 2 Divisão A, C. Os enxertos sinusais e os implantes endósteos no maxilar ou apenas os implantes anteriores com ou sem enxerto autógeno na mandíbula posterior são, na maioria das vezes, o tratamento de eleição.

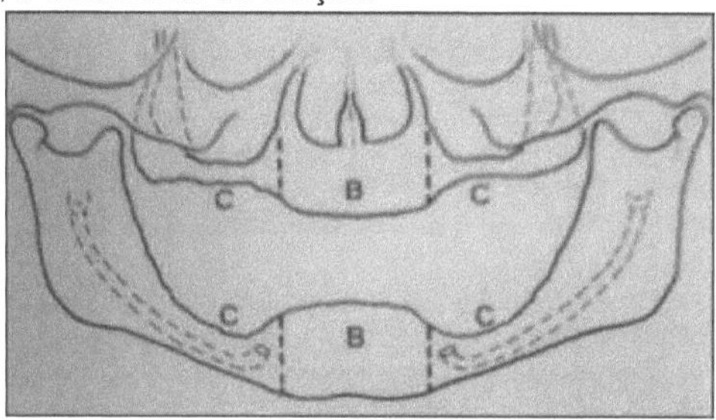

Fig. 4.14

A arcada edêntula Tipo 2 Divisão B, C pode ser tratada com duas opções de tratamento principais. A secção anterior pode ser alterada para Divisão A através de osteoplastia, se as condições anatómicas o permitirem. Estes pacientes são então tratados exatamente como a Divisão A, C do Tipo 2 descrita anteriormente. Quando a crista não apresenta altura suficiente após a osteoplastia para melhorar a divisão, as divisões posteriores podem ser alteradas por enxertos sinusais e toda a arcada tratada da mesma forma que a Divisão B do Tipo 1 ou **a Divisão B, A do Tipo 2.**

Os enxertos onlay são menos previsíveis do que os enxertos sinusais; por conseguinte, a mandíbula anterior pode ser alterada para uma divisão C através de osteoplastia e pode ser selecionado um implante subperiosteal completo mandibular e uma restauração RP-4 ou formas radiculares anteriores e uma prótese RP-5, como nos pacientes mandibulares do tipo 1 divisão C.

Os pacientes que apresentam atrofia avançada nos segmentos posteriores e largura e altura adequadas do rebordo no anterior podem ser descritos como **Tipo 2 Divisão B, D**. Esta condição quase nunca ocorre na mandíbula, mas pode ser encontrada ocasionalmente na maxila. Estes doentes são tratados de forma semelhante aos doentes com o Tipo 2 Divisão B, C. A principal diferença é que o enxerto posterior é mais extenso e requer meses adicionais para cicatrização antes da inserção do implante e da reconstrução protética. **Tipo 3**

Nas arcadas edêntulas de Tipo 3, as secções posteriores da maxila ou da mandíbula diferem uma da outra. Esta condição é menos comum do que os outros dois tipos e é encontrada mais frequentemente na maxila do que na mandíbula. O volume ósseo anterior é listado primeiro, depois o posterior direito, seguido pelo segmento posterior esquerdo. Por conseguinte, o maxilar edêntulo sem osso disponível para implantes na secção posterior esquerda, com osso abundante na secção anterior e osso adequado no segmento posterior direito é uma arcada edêntula **de Tipo 3 Divisão A, B, D.**

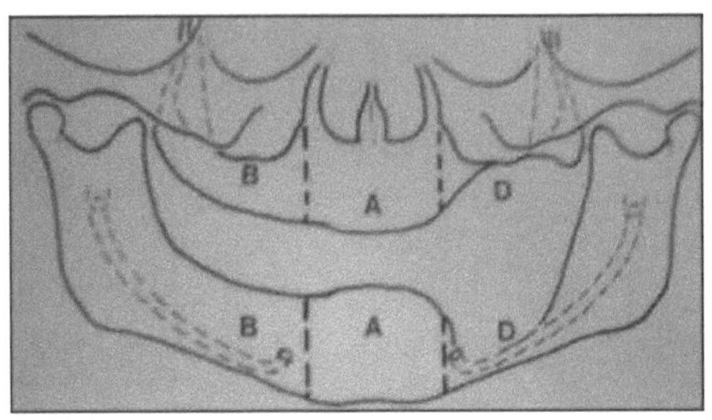

Fig. 4.15

O doente apresenta uma mandíbula com osso adequado no segmento posterior direito, osso inadequado no outro lado, mas com osso abundante na parte anterior e uma crista edêntula **Tipo *3* Divisão A, B, C**. Pode ser colocado um implante de diâmetro estreito no segmento posterior direito, e a raiz forma-se na secção anterior, conforme indicado pela prótese. Se for necessário um suporte protético adicional na região mandibular esquerda, normalmente são colocadas formas radiculares anteriores adicionais e fixadas aos implantes posteriores, e os dentes ou a barra são colocados em cantilever sem suporte de implante na região posterior esquerda. O paciente **do Tipo 3 Divisão A. C, B** é tratado como uma imagem em espelho do Tipo 3 Divisão A, B, C.

O doente com o **Tipo 3 Divisão A, D, C ou Divisão A, C, D** recebe um plano de tratamento semelhante aos planos discutidos para o Tipo 2 Divisão A, C. São colocados implantes com forma de raiz endóssea na secção anterior e, se a prótese necessitar de suporte posterior adicional, são considerados enxertos, especialmente no maxilar posterior. Os pacientes com arcadas do Tipo 3 com divisões anteriores B ou C são tratados de forma semelhante aos pacientes correspondentes do Tipo 2 com uma divisão anterior B ou C.

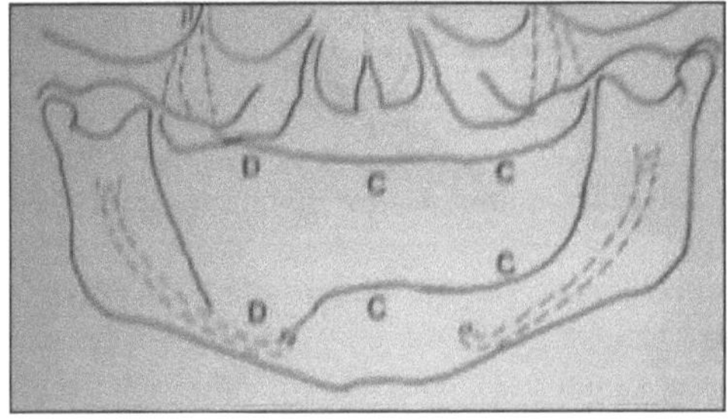

Fig. 4.16

A arcada é do Tipo 3, mesmo quando a região anterior é semelhante a uma das secções posteriores. Por exemplo, a arcada **Tipo 3 Divisão C, D, C** tem Divisão C na parte anterior, atrofia grave na secção direita e atrofia moderada na secção esquerda. A arcada mandibular utiliza frequentemente apenas a secção anterior, embora possa ser indicado um implante subperiosteal. A maxila é normalmente aumentada com enxertos sinusais e elevação subnasal devido à fraca biomecânica e qualidade óssea.

A secção anterior determina normalmente o plano de tratamento. Raramente são inseridos implantes posteriores sem qualquer suporte de implante anterior. Nas próteses tradicionais, os pacientes da Classe I de Kennedy-Applegate, Modificação I, com dentes anteriores em falta são frequentemente restaurados com uma prótese parcial fixa anterior e uma prótese parcial removível posterior.

Isto limita a oscilação da prótese e diminui as forças transmitidas aos pilares. A prótese convencional também dita que uma prótese parcial fixa não é indicada quando faltam o canino e dois dentes adjacentes, o que também se aplica quando faltam os seis dentes anteriores e os implantes não podem ser inseridos. Estes axiomas protéticos tradicionais e comprovados pelo tempo indicam que os implantes posteriores não devem ser colocados sem qualquer implante anterior ou suporte de dentes naturais. No entanto, este conceito é frequentemente ignorado na maxila, confiando apenas nos enxertos sinusais e nos implantes nos segmentos posteriores.

4 Opções protéticas para a substituição de um único dente

A reabilitação do vão edêntulo de um único dente pode ser discutida nas seguintes categorias:

a) **<u>Conceção do pilar</u>**

Definição

De acordo com a GPT 9, um pilar é a parte de uma estrutura que recebe diretamente um impulso ou pressão; uma ancoragem; ou um dente, uma parte de um dente ou a parte de um implante dentário que serve de suporte e/ou retenção de uma prótese.[44]

Objetivo de um pilar

A prótese ou a superestrutura do implante é retida pela parte do implante denominada pilar do implante. O pilar é o elemento de ligação entre o implante e a coroa e é utilizado para reter a prótese dentária. As coroas, as pontes e as próteses amovíveis são ligadas ao implante com a ajuda de um pilar. Desempenha um papel importante no aspeto funcional e estético do tratamento com implantes e no sucesso a longo prazo da prótese.

Classificação dos pilares [45]

1) De acordo com o modo de retenção dos pilares no implante:
- Peça única - em que o pilar é a parte do implante
- Pilar de encaixe por fricção
- Pilar aparafusado
- Pilar retido em cimento

2) De acordo com o modo de retenção da prótese:
- Pilar para prótese aparafusada
- Pilar para prótese cimentada
- Pilar para prótese aparafusada com cimento
- Pilar para prótese de encaixe por fricção
- Pilar com um dispositivo de fixação para reter uma prótese amovível (por exemplo, fixação por O-ring)

3) De acordo com a utilização:
- Montar
- Cooptação de impressões
- Pilares de cicatrização
- Pilar temporário para restauração provisória
- Pilar definitivo

4) Com base no tipo de material para fabrico [46]
- Titânio
- Zircónio
- Ouro
- Aço inoxidável
- PEEK
- Resina
- Cobalto-crómio
- A maioria dos pilares de implantes é feita de titânio de grau cirúrgico devido à excelente biocompatibilidade do material e às propriedades mecânicas favoráveis. No entanto, não

são tão estéticos devido à sua cor.

\- Os pilares de zircónia são utilizados na área estética anterior como uma alternativa ao pilar de titânio. Podem ser feitos completamente de zircónio ou podem ter um núcleo de titânio. São os mais higiénicos e mantêm uma boa vedação da mucosa à volta do implante.

\- Os pilares UCLA são os pilares fundíveis que podem ser fundidos em ouro ou crómio-cobalto. No entanto, perderam popularidade ao longo dos anos devido ao resultado inestético e à falta de um ajuste preciso e ao desenvolvimento de melhores opções, como o CAD-CAM.

\- Os materiais PEEK e de resina não são utilizados para restaurações permanentes devido às suas fracas propriedades mecânicas. A resposta dos tecidos moles ao PEEK é idêntica à do titânio, pelo que é amplamente utilizado para restaurações provisórias.

5) Os pilares também podem ser classificados como:

a) Pilar padrão ou pilar não anatómico

b) Pilar anatómico

c) Pilar personalizado (UCLA - University of California at Los AngelesAbutment, CAD-CAM).

Os pilares também podem ser descritos com base na sua aplicação:

1. Pilar permanente/ definitivo :[47, 48]

Pode ainda ser classificada consoante se trate de restaurar um único dente ou a arcada completa. Pode ser tanto para próteses fixas como removíveis, pode ser aparafusado ou cimentado, reto ou angulado, feito de cerâmica ou titânio. Várias empresas fornecem diferentes tipos de pilares definitivos/permanentes.

1. Pilares de stock / pré-fabricados:

a) Pilares não anatómicos/padrão - As margens pré-elaboradas não são recortadas e são preferidas para utilização em regiões não estéticas da boca.

a) Pilares rectos

b) Pilares angulados

b) Pilares anatómicos - Estes pilares têm um perfil de emergência recortado e são preferidos para utilização nas regiões estéticas da boca.

a) Pilares rectos

b) Pilares angulados

c) Pilares sólidos fresáveis - Estes pilares são mais altos e podem ser fresados de acordo com os requisitos.

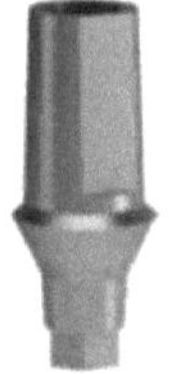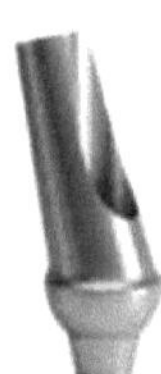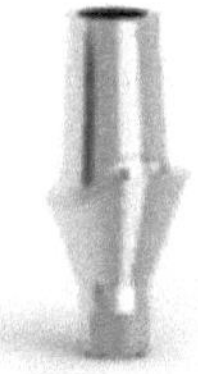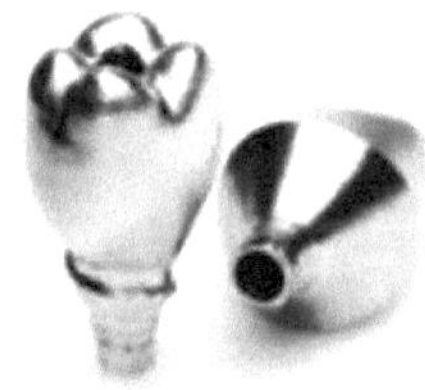

ABC

Fig. 5.1

Diferentes tipos de pilares pré-fabricados. A: Pilar reto padrão; B: Pilar angulado padrão; C: Pilar anatómico **Fonte:**

https://www.google.co.in/imgres?imgurl=http%3A%2F%2Fwww.implament.com

Os pilares de stock são pré-fabricados e são fornecidos pelo fabricante. Vários fabricantes fornecem diferentes tipos de pilares, dependendo das várias angulações, alturas, modo de retenção, presença ou ausência de hexágono e do facto de o dente posterior ou anterior ter de ser substituído.

2. Pilares personalizados
a) Castable (Utilizando UCLA)
b) CAD-CAM

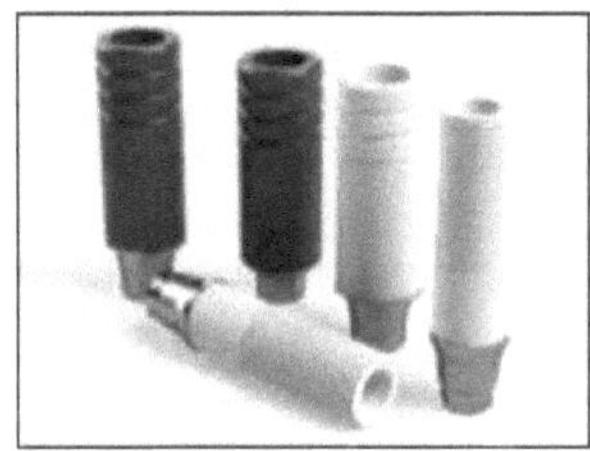

Fig. 5.2 Pilar UCLA
Fonte:https://www.google.co.in/imgres?imgurl=https%3A%2F%2Fassets. speareducation.com

• Os pilares personalizados permitem uma maior flexibilidade do perfil de emergência. O enceramento é diferente do pilar padrão, na medida em que a própria manga do pilar é feita de plástico e, depois de a colocar no modelo de trabalho, pode ser adicionada cera à volta da manga de plástico e todo o conjunto é fundido. Podem ser totalmente fundíveis ou casquilhos fundíveis com base de CCM ou Ti, em que o ajuste do pilar ao recesso interno do implante é assegurado pelo fabricante.

• O pilar CAD-CAM é fabricado com a ajuda de um corpo/pilar de digitalização colocado no modelo de trabalho ou diretamente na boca. O pilar de digitalização ajuda a digitalizar a posição, angulação e orientação do implante na boca e a transferir os dados para o software. O ficheiro assim obtido é utilizado para conceber e fresar um pilar e uma coroa de uma peça, de acordo com os contornos pretendidos.

Fig. 3 3 pilar CAD-CAM

Fonte:
https://www.google.co.in/imgres?imgurl=https%3A%2F%2Fimg.medicalexpo.com

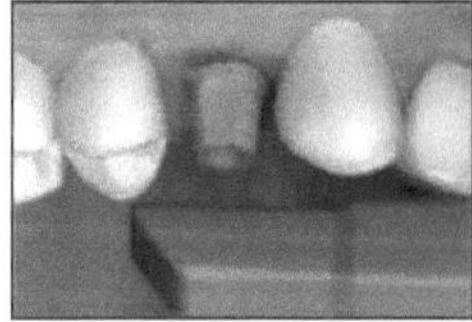

Fig. 4 4 Corpo de controlo

Fonte: https://www.google.co.in/imgres?imgurl=https%3A%2F%2Fcdn.cad- ray.com

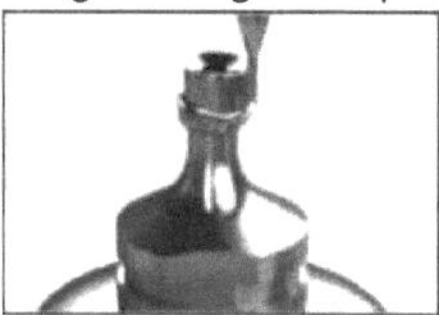

Fig. 5 5 Fresagem de pilares

Fonte: https://www.google.co.in/url?sa=i&url=https%3A%2F%2Fwww.youtube.com

2. Pilar provisório :[3]

• É utilizado especialmente na região anterior, antes da entrega de uma prótese definitiva ao paciente. Pode ser utilizada tanto em arcadas parcialmente como completamente desdentadas.

• Podem ser utilizados diferentes pilares provisórios com base no perfil de emergência (plataforma estreita, regular, larga), angulação (angulada, reta) ou material (titânio, base de Ti, PEEK) e podem ser utilizados com próteses aparafusadas e cimentadas.

• Várias empresas fornecem diferentes tipos de pilares provisórios.

Vantagens dos pilares provisórios:

• Fornece restaurações estéticas intermédias

• Contorno de tecidos

• Função imediata

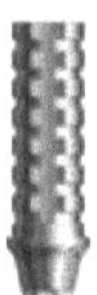

Fig. 5.6 Pilar provisório

Fonte: https://www.google.co.in/imgres?imgurl=https%3A%2F%2F
loja.avinent.com

Um pilar de cada vez

Este é um conceito introduzido pela Zimmer. Neste conceito, após a colocação cirúrgica do implante, é colocado o pilar permanente ou definitivo sobre o qual é colocada uma restauração provisória e o mesmo é utilizado para a colocação da prótese final. A prótese é normalmente fixada com cimento. A vantagem oferecida por este método é o facto de o colar gengival não ser perturbado pela remoção repetida do pilar.

b) Seleção do pilar :[39]

Depende de vários factores:

• **Profundidade do tecido mole -** o pilar deve ser escolhido de forma a que o seu colar fique 1 mm subgengival à margem vestibular. Se a altura gengival for irregular, o pilar deve ser escolhido com um diâmetro próximo da margem cervical do dente a ser substituído.

• **Geometria da interface implante-pilar -** pode ser uma conexão hexagonal externa ou interna. A escolha depende do diâmetro do implante utilizado e da região de substituição do dente. O hexágono interno é mais estético, tem uma melhor vedação microbiana e menos probabilidades de o parafuso se soltar, enquanto o hexágono externo pode ser utilizado em implantes finos e quando são necessários cantiléveres longos, sendo por isso eficaz na restauração de arcadas completamente edêntulas.

- **Plataforma de restauração de implantes (diâmetro em mm)** - é a ligação entre o implante e o pilar. É selecionada em função do tamanho e do diâmetro dos dentes a substituir. A troca de plataforma é o novo conceito em que um pilar de menor diâmetro é colocado sobre um implante de maior diâmetro. Isto ajuda a reduzir a perda de osso da crista e mantém uma largura biológica adequada à volta do implante.

- **Perfil do pilar de cicatrização/interino** - o pilar de cicatrização é colocado consoante o tipo de cirurgia que está a ser planeada (uma fase, duas fases). Ajuda no contorno correto da gengiva. Para os dentes posteriores, deve ter a mesma dimensão que o dente a ser substituído, enquanto que para os anteriores podem ser utilizados pilares provisórios para obter melhores resultados estéticos.

- **Orientação** - a colocação do implante deve ser efectuada de modo a que o a posição da restauração está na posição vestibular e mesiodistal correta. A posição correta do implante é essencial para um bom contorno, para a posição correta do parafuso do canal e para a carga axial do implante. A angulação do implante também é fundamental. Se a discrepância entre o implante e o dente adjacente for superior a 15°, deve optar-se por um pilar aparafusado com cimento ou por um pilar de acesso aparafusado angulado. O pilar aparafusado personalizado é escolhido quando não existem complicações na localização do orifício de acesso ao parafuso.

- **Espaço interoclusal/espaço à altura da coroa** - corresponde ao espaço para o pilar e a restauração. É necessário um mínimo de 2,8 mm de espaço para cada arcada, devido à limitação dos pilares disponíveis no mercado.

- **Profundidade dos tecidos moles peri-implantares** - é a altura da superfície superior do implante até à margem gengival. Decide a altura do colar do pilar a utilizar e é mais crucial na área estética anterior, onde é necessário um contorno adequado dos tecidos moles.

- **Perfil de emergência** - depende da posição do ponto de contacto do pilar, da altura da crista óssea dos dentes vizinhos. A altura do tecido mole deve ser de, pelo menos, 3 mm para um perfil de emergência adequado. Deve evitar-se um pilar de diâmetro excessivamente grande quando o contorno dos tecidos moles se perde, uma vez que isso conduzirá a "triângulos negros" que dão um aspeto inestético.

- **Recuperabilidade** - a restauração aparafusada é mais fácil de recuperar quando comparada com uma restauração cimentada. A restauração aparafusada deve ser usada apenas quando o caminho de inserção do orifício de acesso do parafuso for no aspeto oclusal ou palatino. No entanto, é a opção preferida quando o espaço interoclusal é menor. Pode ser utilizada uma restauração aparafusada com cimento, que tem as vantagens de ambas, em que a restauração é cimentada fora da boca.

- **Requisitos estéticos especiais** - a restauração final decide a seleção do pilar. Quando uma restauração metalo-cerâmica é planeado, o pilar metálico deve ser selecionado de forma a que a restauração final de porcelana não tenha mais de 2 mm de espessura, caso contrário aumentam as probabilidades de fratura da porcelana. No entanto, é necessário mais espaço quando está planeada uma coroa totalmente em cerâmica.

- **Pilares para fixação em casos removíveis de arcada completa** - A escolha depende principalmente da disponibilidade de espaço interoclusal. Para um espaço interoclusal de 10-12 mm, é preferível uma prótese fixa. Para um espaço de 12-15 mm, deve ser utilizado um localizador ou um encaixe telescópico. Se o espaço for ainda maior, cerca de 15-18 mm, são escolhidos os encaixes esféricos, localizadores ou telescópicos. Também podem ser utilizadas barras fresadas de baixo perfil e, para um espaço sempre grande de >18 mm, podem ser utilizados encaixes de barras fresadas ou fundidas ou telescópios para próteses amovíveis.

c) <u>Restaurações aparafusadas e cimentadas:</u>

Dependendo do modo de retenção, os dois principais tipos de pilares utilizados são os pilares aparafusados e os pilares cimentados.[50]

Critérios	Parafuso retido	Cimento retido
Facilidade de fabrico e custo	Os encargos de laboratório são mais elevados, uma vez que são mais sensíveis à técnica. Além disso, o custo do UCLA com base em CCM ou Ti é caro.	É menos dispendioso e mais fácil de fabricar.
Estética	A localização do canal de acesso ao parafuso pode impedir a sua colocação na região estética	Pode ser colocado na zona estética
Acesso	Não pode ser utilizado na região posterior com acesso limitado, pois existe o risco de engolir componentes mais pequenos	Preferencialmente em oposterior região com baixa acessibilidade.
Oclusão	O orifício de acesso ao parafuso pode interferir com a oclusão e o trajeto de excursão.	Estável ocular os contactos podem ser realizados sem qualquer interferência.
Retenção	A altura não é uma grande preocupação, uma vez que a retenção é conseguida através do parafuso. Problemas como o parafuso	Para uma retenção óptima, é necessária uma altura mínima de 5 mm . Materiais de cimento
	o afrouxamento pode comprometer a retenção.	desempenha um papel crucial na retenção.
Recuperabilidade	Pode ser feito sem danificar qualquer componente.	É necessário equipamento especial para a recolha. Na maioria dos casos O cimento provisório é utilizado como cimento final na prótese de implante.
Ajuste da prótese	O ajuste é menos passivo em comparação com o cimento	O ajuste é mais passivo.

	retido.	
Tecido peri-implantar	Não é utilizado cimento, pelo que não há risco de peri-implantite.	O excesso de cimento pode levar à inflamação do tecido peri-implantar.
Provisionalização	Preferível quando se planeia uma restauração provisória.	Deve ser evitado para restaurações provisórias devido às complicações associadas ao excesso de cimento.
Carregamento imediato	É preferível quando se prevê um carregamento imediato.	O excesso de cimento pode interferir com a cicatrização.
Fratura de porcelana	Mais comum quando a continuidade do restauro é interrompida/)[51]	Menos comum.
Desempenho clínico	Associada a mais complicações a longo prazo ([52]).	Menos complicações.

5 Reabilitação de uma arcada desdentada simples

A reabilitação dos pacientes edêntulos pode ser muitas vezes um desafio para o dentista devido aos vários factores limitantes que afectam o resultado do tratamento, tais como a qualidade e quantidade óssea, a história clínica do paciente e a colaboração do paciente. Para obter um resultado de tratamento bem sucedido, deve ser efectuado um planeamento de tratamento adequado com uma consideração meticulosa relativamente a cada fator. Um dos factores importantes no planeamento de uma prótese implanto-suportada é a arcada oposta. As considerações relativas à dentição da arcada oposta ajudam no planeamento da prótese implanto-suportada para a arcada edêntula. Este capítulo inclui as opções de reabilitação para a arcada desdentada única, dependendo da arcada oposta.

A arcada oposta pode ser: totalmente dentada, parcialmente edêntula e totalmente edêntula. A disponibilidade do espaço em altura da coroa (CHS) ou do espaço interarcos serve como ferramenta para o planeamento do tratamento das opções protéticas em cada uma destas condições. Iremos discutir em pormenor as opções de tratamento da arcada edêntula, dependendo do tipo de arcada oposta.

I. Arcada oposta totalmente dentada [3]

A. Opções fixas

1. Maxila
2. Mandíbula
* Opção de tratamento 3
* Opção de tratamento 4
* Opção de tratamento 5
3. Novas opções de próteses fixas: [53,54,56]
* Tudo em 4
* Bizygoma e Quad Zygoma
* Conceito de trifólio

B. Opções amovíveis

1. Maxila
2. Mandíbula
* Opção de sobredentadura 4
* Opção de sobredentadura 5

II. Arco oposto parcialmente edêntulo [3]

A. Para uma situação de classe 1 de Kennedy

1. Maxila

Prótese removível (RP-5)

2. Mandíbula

a) Opções protéticas para a Classe I de Kennedy de longo alcance Opção fixa
* Opção de tratamento 1: A abordagem Branemark
* Opção de tratamento 2 Opções amovíveis

Opção de sobredentadura 3

b) Opções protéticas para a Classe I de Kennedy de curta duração

B. Para a classe II de Kennedy

1. Maxila
2. Mandíbula

C. Para a situação de Kennedy Classe III/IV

III. Arcada oposta totalmente edêntula (restaurada com prótese completa convencional)

1   Maxila

2   . Mandíbula

* Opção 1 de sobredentadura
* Opção 2 de sobredentadura
* Opção de sobredentadura 3

I. Arco oposto totalmente dentado (Fig. 6.1)

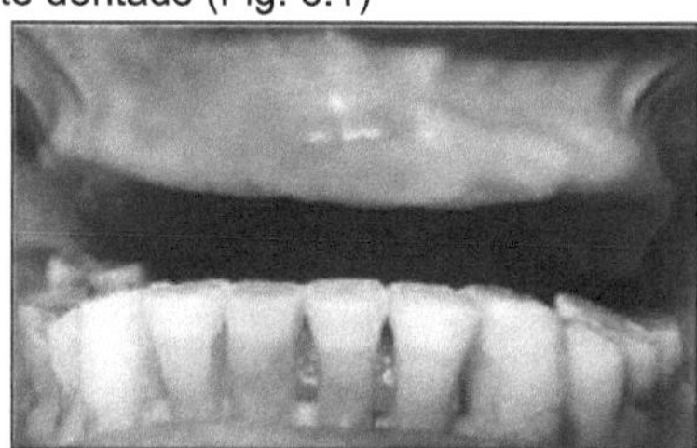

Fig. 6.1: Arcada oposta totalmente dentada

Fonte:

https://www.google.co.in/imgres?imgurl=https%3A%2F%2Fwww.researchgate.net
Em tal situação, os factores de força seriam realmente elevados. Assim, a opção de tratamento deve ser selecionada de modo a que não haja perda óssea acelerada na arcada edêntula devido aos factores de força e que a função mastigatória possa ser executada sem qualquer dificuldade.

O tratamento mais sugerido na literatura para essa situação é a prótese fixa. No entanto, se o espaço interoclusal, a estética ou as condições financeiras impedirem a utilização de uma prótese fixa, a prótese removível implanto-suportada (RP4) pode ser o tratamento de eleição. Várias opções fixas e removíveis foram sugeridas na literatura, tanto para a maxila como para a mandíbula, que incluem:

Opções protéticas:

A. Opção fixa

1. Maxila

Misch propôs posições-chave do implante a serem consideradas durante o planeamento do tratamento de uma prótese maxilar suportada por implantes[57] . Estas são:

1. **Sem cantilever posterior** (Fig. 6.2) - Os cantilevers posteriores num maxilar edêntulo devem estar ausentes ou ser reduzidos. No entanto, o cantilever anterior pode ser dado e, para contrariar o seu efeito, os implantes posteriores devem ser colocados ligados ao implante anterior, o que proporcionará uma distância anterior-posterior (A-P) desejada.

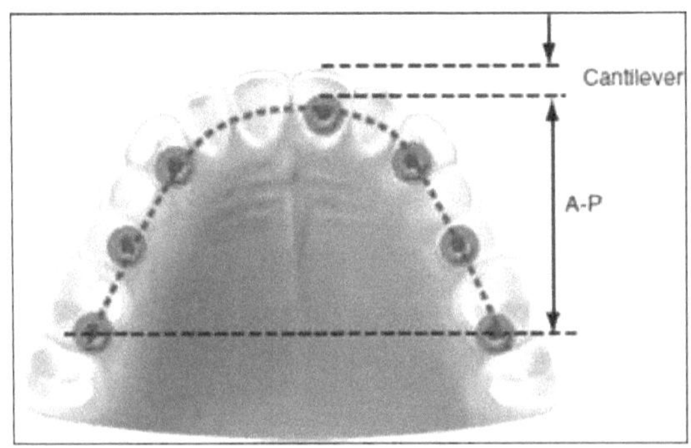

Fig. 6.2: Cantilever anterior e propagação A-P no maxilar

Fonte: *Misch CE. Prótese sobre implantes dentários. 2ª ed. Amesterdão, Holanda: Elsevier Health Sciences; 2015.*

2. **Sem três pônticos adjacentes posteriores** - Devido à presença de má qualidade óssea e ao aumento das forças no maxilar posterior, não devem ser colocados três ou mais pônticos adjacentes no maxilar posterior. A flexão da prótese aumenta 27 vezes em comparação com a prótese de um único pôntico. Isto aumenta ainda mais o risco de sobrecarga nos implantes. No entanto, esta regra não se aplica ao maxilar anterior, onde os factores de força são menores. Se necessário, pode ser colocado um implante central

entre os implantes caninos para reduzir o comprimento do cantilever. (Fig. 6.3)

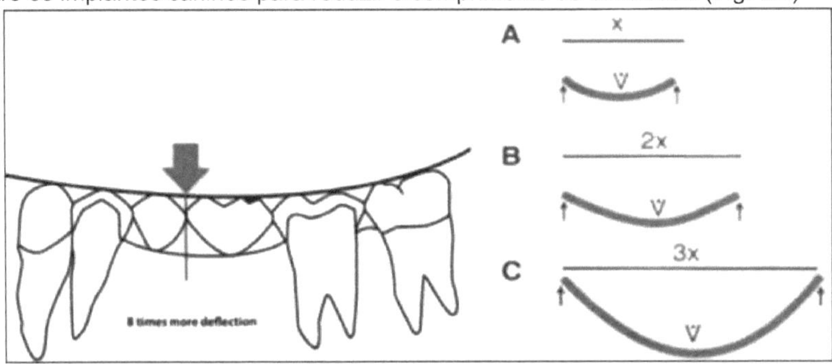

A flexão do metal está relacionada com o cubo da distância. A, Quando existe um pôntico, o metal flexiona (x). B, Quando a prótese fixa tem dois pônticos (2x), o metal flexiona 2 x 2 x 2 = 8 vezes mais. C, Quando existem três pônticos (3x), o metal flete 3 x 3 x 3 = 27 vezes mais do que uma restauração com um pôntico.

Fig. 6.3: Flexão metálica

Fonte: *Misch CE. Prótese sobre implantes dentários. 2ª ed. Amesterdão, Holanda: Elsevier Health Sciences; 2015.*

3. **O local do canino** - Sempre que faltarem dentes anteriores, o canino é o local mais preferido para a colocação de implantes. Em situações em que o volume ósseo comprometido impede a colocação de implantes, deve ser considerado o aumento ósseo seguido da colocação de implantes na região do canino. O local do canino

desempenha um papel importante na reabilitação e, de preferência, não deve ser substituído como pôntico, uma vez que contribui para a desoclusão posterior.

4. **O local do primeiro molar** - É um local importante para a colocação de implantes devido aos factores de força acrescidos, que são quase o dobro em comparação com a região pré-molar, e também porque a densidade óssea é mais fraca no maxilar posterior. Por todas estas razões, deve ser colocado um implante mais largo no maxilar posterior e deve ser evitado um cantilever. A colocação de implantes nesta região requer, na maioria dos casos, enxertos sinusais devido à menor disponibilidade óssea. A colocação de um implante molar também é importante para aumentar a expansão A-P da prótese para compensar o cantilever anterior.

5. **Arco de cinco lados (Fig. 6.4)** - um arco maxilar pode ser dividido num arco de 5 lados, dependendo da direção do movimento. Os pré-molares e os molares compreendem uma secção que se move na direção lateral. Os caninos constituem a segunda secção que se move em duas direcções oblíquas diferentes e os dentes anteriores formam a terceira secção que se move antero-posteriormente. Quando os implantes destas secções são esplintados em conjunto, o movimento combinado é reduzido e as forças laterais são resistidas. A esplintagem também ajuda a aumentar a distância A-P, o que ajuda ainda mais a resistir às forças laterais ou ao cantilever. Deve ser colocado pelo menos um implante em cada secção e estes devem ser esplintados num maxilar edêntulo. Quando faltam todos os dentes anteriores, devem ser colocados dois implantes na região dos caninos e pelo menos um implante em qualquer uma das quatro regiões dos incisivos. Quando todos os implantes são unidos, actuam como uma alavanca de Classe 1 com o bordo incisal dos dentes anteriores como comprimento do cantilever e o implante mais anterior como posição de fulcro.

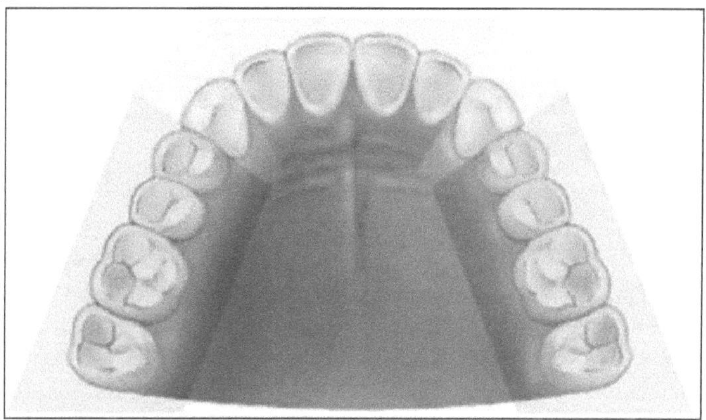

Fig. 6.4: Maxila representando uma arcada de poucos lados
Fonte: *Misch CE. Prótese sobre implantes dentários. 2ª ed. Amesterdão, Holanda: Elsevier Health Sciences; 2015.*

<u>**Factores que influenciam as opções protéticas na maxila:**</u>

1. <u>**Conceção da prótese**[3,58]</u>

- **Espaço da altura da coroa:** O CHS ideal para a restauração fixa é de 8-12 mm. Um espaço superior a 12 mm conduzirá a complicações relacionadas com o desenho da prótese e, por conseguinte, não deve ser considerado para a prótese fixa. (Fig. 6.5)

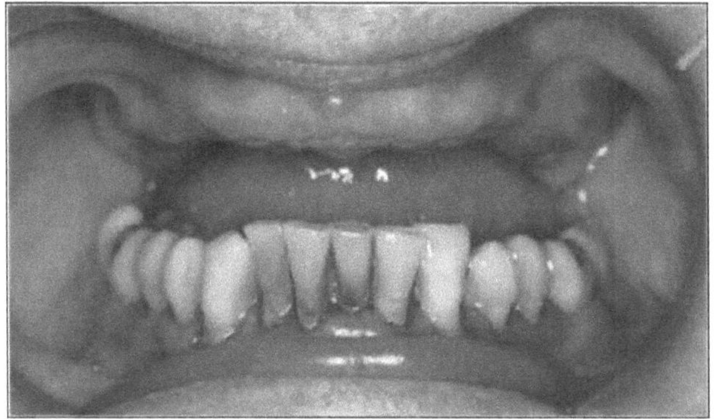

Fig. 6.5: CHS de 8-12 mm é ideal para uma restauração fixa

Fonte:

https://www.google.co.in/imgres?imgurl=https%3A%2F%2Fwww.researchgate.net

- **Forma da arcada:** A forma da arcada pré-maxilar é o fator seguinte que influencia as opções protéticas de implantes na maxila. Foram defendidas três formas de arcada: quadrada, ovoide e cónica (Fig. 6.6). No entanto, no que respeita à restauração, a forma da arcada é determinada pela posição final dos dentes e não pela arcada edêntula. A forma da arcada pode ser determinada por uma linha traçada da ponta de um canino até à outra, bissectando a linha palatina média, e depois uma segunda linha é traçada a partir da superfície facial dos dentes anteriores

paralela à primeira linha. A distância entre as duas linhas é calculada. (Fig. 6.7)

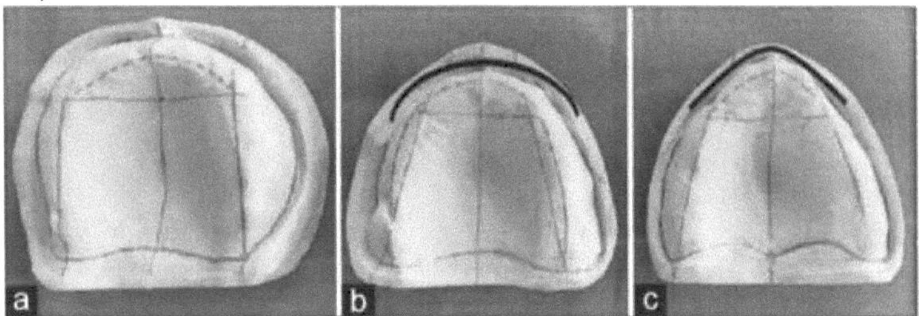

Fig 6.6: A. Forma de arco ovoide; B. Forma de arco quadrado; C. Forma de arco cónico

Fonte: *Misch CE. Prótese sobre implantes dentários. 2ª ed. Amesterdão, Holanda: Elsevier Health Sciences; 2015.*

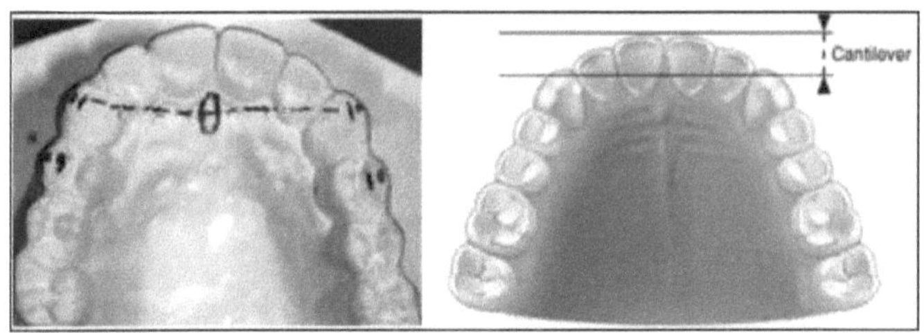

Fig. 6.7: A forma do arco pode ser determinada por uma linha traçada da ponta de um canino
até ao outro, bissectando a linha palatina média, e depois uma segunda linha é traçada paralelamente a partir da superfície facial dos dentes anteriores, paralela à
primeira linha.

Fonte: *Misch CE. Prótese sobre implantes dentários. 2ª ed. Amesterdão, Holanda: Elsevier Health Sciences; 2015.*

Distância	Forma do arco
8 mm	Quadrado
8-12 mm	Ovoide
Mais de 12 mm	Afunilamento

- Para uma arcada quadrada, 2 implantes, ou seja, na região do canino, são suficientes para substituir seis dentes anteriores, uma vez que a distância é menor, diminuindo assim a factores de força. (Fig. 6.8)

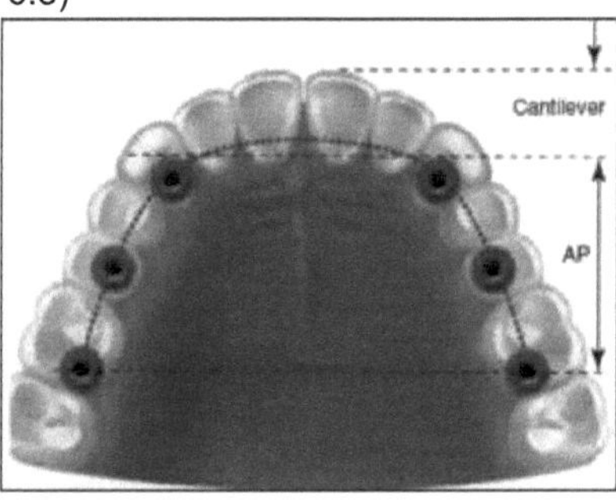

Fig. 6.8: Cantilever anterior em forma de arco quadrado

Fonte: *Misch CE. Prótese sobre implantes dentários. 2ª ed. Amesterdão, Holanda: Elsevier Health Sciences; 2015.*

• Para uma arcada ovoide, são necessários 3 implantes, ou seja, 2 na região do canino e 1 na região do incisivo (de preferência o incisivo central). Isto proporcionará uma melhor propagação A-P quando for efectuada uma esplintagem com implantes posteriores. (Fig. 6.9)

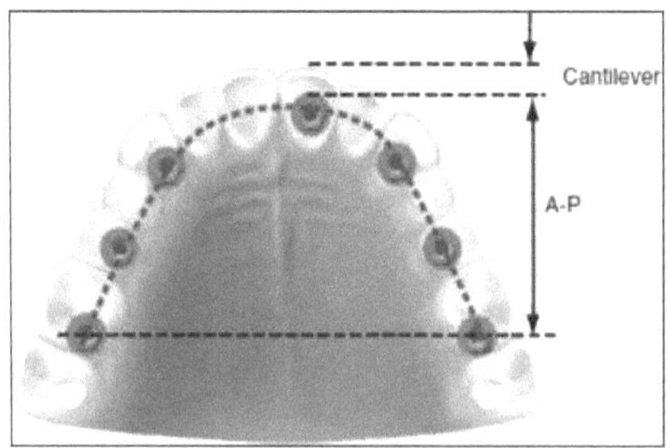

Fig. 6.9: Cantilever anterior em forma de arco ovoide

Fonte: *Misch CE. Prótese sobre implantes dentários. 2ª ed. Amesterdão, Holanda: Elsevier Health Sciences; 2015.*

- Para uma arcada cónica, uma vez que as forças são mais elevadas, são utilizados 4 implantes para substituir seis dentes anteriores. 2 implantes na região do canino e 2 na região do incisivo central. Estes implantes, quando unidos aos implantes posteriores, aumentam a expansão A-P, ajudando assim a neutralizar as forças excessivas. (Fig. 6.10)

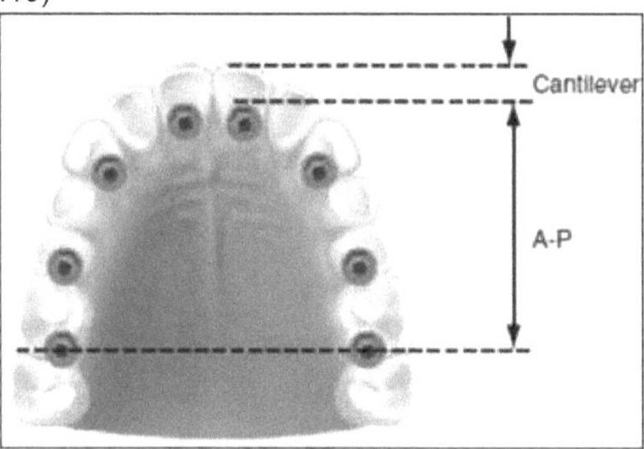

Fig. 6.10: Cantilever anterior em forma de arco cónico

Fonte: *Misch CE. Prótese sobre implantes dentários. 2ª ed. Amesterdão, Holanda: Elsevier Health Sciences; 2015.*

• Normalmente, não é indicado colocar 6 implantes para substituir dentes anteriores em falta, uma vez que os implantes ficariam demasiado próximos uns dos outros, resultando numa perda óssea excessiva e num resultado estético desfavorável.

• O cantilever posterior nunca deve ser administrado na maxila.

• São necessários 7-10 implantes nos pacientes maxilares edêntulos para uma restauração fixa. Os implantes devem, de preferência, ser unidos para compensar a pior qualidade do osso e ajudar a aumentar a força distribuição.

• O segundo pré-molar e a metade distal do primeiro molar são os locais preferidos para a colocação de implantes no maxilar posterior, pelo que, para uma arcada ovoide, as posições preferidas dos implantes para uma restauração de arcada completa são: um incisivo central, canino bilateral, pré-molar bilateral e bilateral na metade distal do primeiro molar.

• No entanto, para uma restauração fixa, a posição mesiodistal do implante não é tão crítica como a posição faciopalatina. A posição do implante é preferencialmente escolhida tendo em conta a biomecânica, a disponibilidade de osso e o espaçamento entre implantes provisórios. Assim, um espaço de, pelo menos, 3 mm entre 2 implantes é um fator crítico durante o planeamento dos locais de colocação dos implantes.

• Os locais de implante secundários são o segundo molar e o incisivo central contralateral. Estes locais são escolhidos quando os factores de força são elevados ou a densidade óssea é mais fraca. Isto ajudará a melhorar a distribuição A-P da restauração. (Fig. 6.11, Fig. 6.12)

• Os implantes de diâmetro estreito são preferidos na região anterior, uma vez que o espaço disponível é menor para acomodar a distância inter-implante; no entanto, os implantes mais largos devem ser preferidos na região posterior para uma melhor distribuição da força.

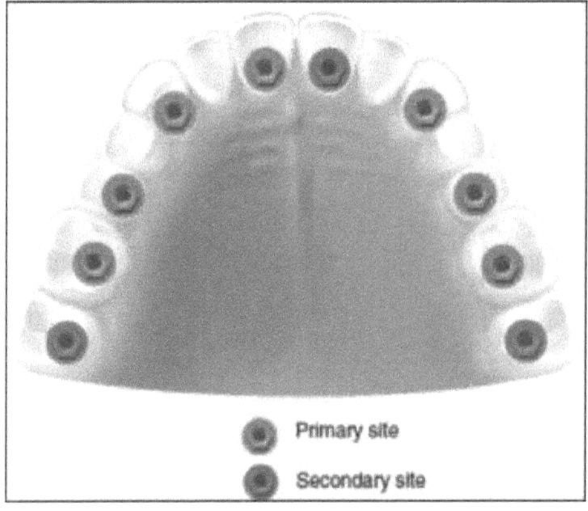

Fig. 6.11: Locais de colocação de implantes para próteses fixas no maxilar
Fonte: *Misch CE. Prótese sobre implantes dentários. 2ª ed. Amesterdão, Holanda: Elsevier Health Sciences; 2015.*

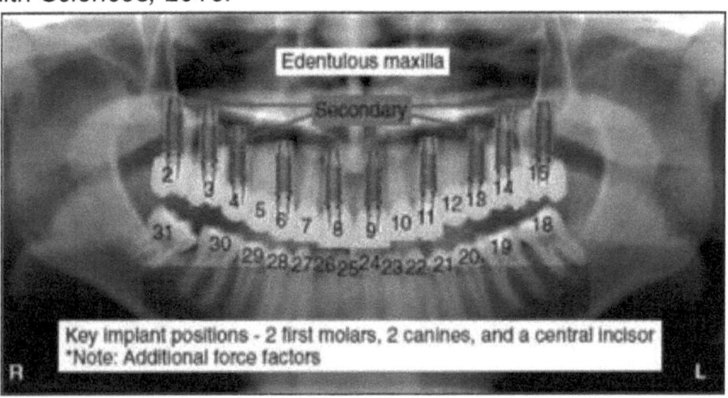

Fonte: *Misch CE. Prótese sobre implantes dentários. 2ª ed. Amesterdão, Holanda: Elsevier Health Sciences; 2015.*

2. Mandíbula:

As restaurações fixas na mandíbula têm demonstrado uma elevada taxa de sucesso e são também amplamente aceites pelos pacientes. Ao longo dos anos, têm sido sugeridas várias configurações de colocação de implantes para uma restauração fixa na mandíbula. Ao contrário da maxila, os cantilevers distais são mais comuns e são frequentemente utilizados no planeamento do tratamento de restaurações suportadas por implantes mandibulares.

No total, foram sugeridas 5 opções para uma restauração fixa na mandíbula, no entanto, apenas as opções de tratamento 3, 4 e 5 são adequadas para serem utilizadas quando a arcada oposta é totalmente dentada, uma vez que os factores de força são elevados, pelo que as opções de tratamento 1 e 2 são eliminadas:

i. Opção de prótese fixa - Opção de tratamento 3[3]

• Bidez e Misch concluíram que os implantes colocados numa região posterior, unidos aos implantes anteriores, não provocam quaisquer complicações adicionais em comparação com os segmentos individuais; pelo contrário, as complicações de afrouxamento dos parafusos e restaurações não cimentadas foram menores em comparação com as opções 1 e 2.

• Podem ser colocados 5-7 implantes nesta opção de tratamento.

• As posições chave do implante nesta opção são o canino bilateral, o primeiro pré-molar bilateral e o primeiro molar de um lado. As posições secundárias do implante incluem o incisivo central (linha média) e a posição do segundo pré-molar no lado do primeiro molar. (Fig. 6.13)

• Esta opção tem a vantagem sobre as opções 1 e 2, uma vez que é adquirido um cantilever unilateral. Além disso, embora o número de implantes possa ser o mesmo que o das outras duas opções, a extensão A-P da prótese aumenta significativamente devido ao facto de o implante do primeiro molar estar ligado aos implantes anteriores. Isto também ajuda a neutralizar melhor a carga. (Fig. 6.14)

• Quando os factores de força são maiores, podem ser utilizados 6-7 implantes, com 5 implantes na região interforaminal e 1-2 implantes distais ao forame de um lado.

• Esta opção requer osso adequado em pelo menos uma região posterior da mandíbula.

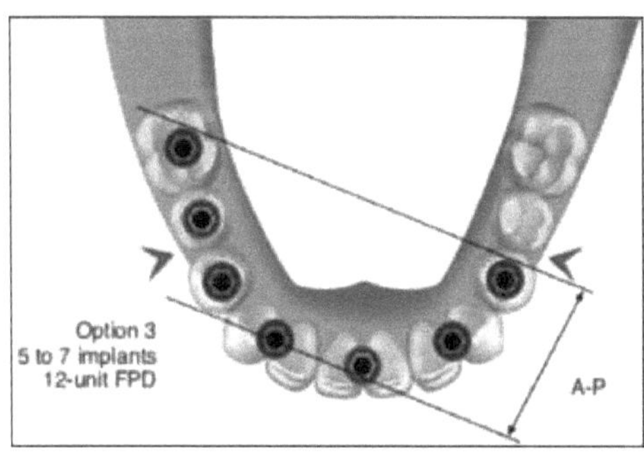

Fig. 6.13: Principais locais de colocação de implantes
Fonte: *Misch CE. Prótese sobre implantes dentários. 2ª ed. Amesterdão, Holanda:*
Elsevier Health Sciences; 2015.

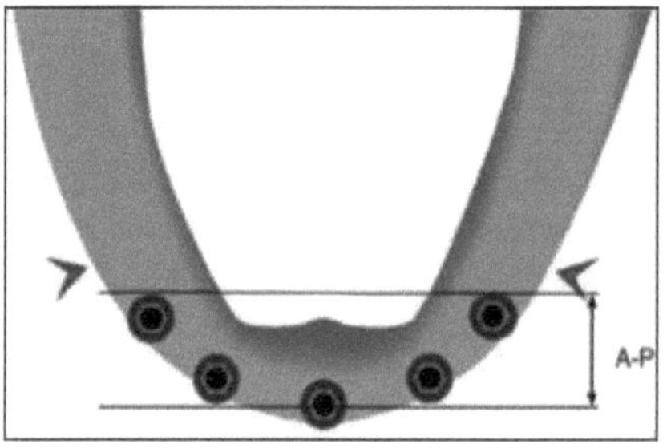

Fig. 6.14: Alargamento antero-posterior na mandíbula
Fonte: *Misch CE. Prótese sobre implantes dentários. 2ª ed. Amesterdão, Holanda:*
Elsevier Health Sciences; 2015.

ii. Opção de tratamento 4

- Esta opção inclui a utilização de implantes distais bilaterais, mas a prótese não é fabricada como uma unidade única.

• Esta opção é utilizada em doentes com má qualidade óssea, osso reabsorvido e em doentes com factores de força elevados. É particularmente benéfica em doentes com osso da divisão C-h, nos quais são utilizados implantes subperiosteais posteriores ou implantes de disco.

• Nesta opção, os implantes são colocados em todas as 3 secções da mandíbula. As principais posições dos implantes incluem o canino bilateral, o primeiro pré-molar bilateral e o primeiro molar bilateral. As posições secundárias dos implantes são: linha média, segundo pré-molar (ou ambos). (Fig. 6.15)

• A prótese é fabricada em 2 secções, sendo que uma secção é uma FPD suportada por implantes de 3 unidades na região posterior suportada por implantes na região do primeiro pré-molar e do primeiro molar, enquanto a segunda secção inclui todos os implantes restantes que são unidos.

• Os implantes 6-7 são mais frequentemente utilizados nesta opção de tratamento. No entanto, podem ser utilizados 9 implantes quando o fator de força é maior ou quando está planeada uma carga imediata para o doente.

• <u>**Vantagem**</u>:
o Elimina o cantilever.

o Tem duas secções, das quais a secção maior tem implantes em três ou quatro planos horizontais diferentes, o que proporciona uma vantagem biomecânica adicional.

o Se a prótese necessitar de reparação, apenas o segmento afetado terá de ser removido e não toda a prótese.

• <u>**Desvantagem:**</u>
o É necessário osso abundante em ambos os segmentos posteriores para a colocação do implante, daí o custo acrescido dos implantes adicionais.

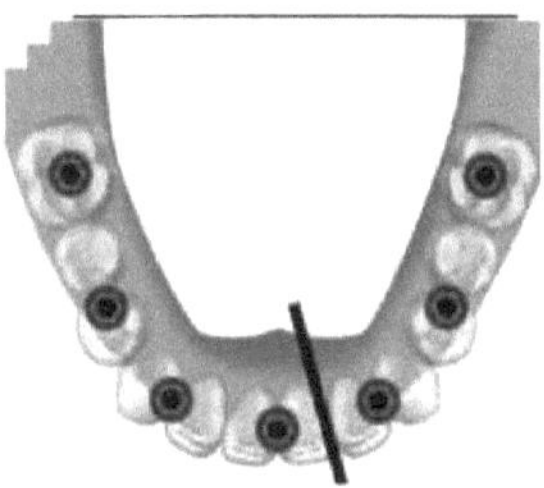

Fig. 6.15: Principais locais de colocação de implantes

Fonte: *Misch CE. Prótese sobre implantes dentários. 2a ed. Amesterdão, Holanda: Elsevier Health Sciences; 2015.*

111. Opção de tratamento 5

• Esta opção inclui a colocação de implantes em todos os 3 segmentos da mandíbula e a prótese também é fabricada em 3 secções, sendo uma secção de pré-molar a pré-molar (ou canino a canino) e duas secções posteriores do primeiro pré-molar ao primeiro molar. No entanto, a prótese posterior pode ter dois implantes independentes com duas restaurações individuais.

• As posições chave do implante são o canino bilateral, o primeiro pré-molar bilateral e o primeiro molar bilateral, enquanto a posição secundária do implante inclui a linha média e o segundo pré-molar bilateral. (Fig. 6.16)

• **Vantagem:**

o As secções mais pequenas facilitam a reparação.

o As restaurações independentes posteriores proporcionam flexibilidade e torção da mandíbula em casos de parafunção.

• **Desvantagem:**

o A necessidade de um maior número de implantes é a principal desvantagem.

o Esta opção é escolhida quando os factores de força são maiores e quando o osso posterior é menor e requer implantes subperiosteais e de disco. Esta diminuição do osso aumenta a flexão e a torção da mandíbula, pelo que se prefere uma prótese independente.

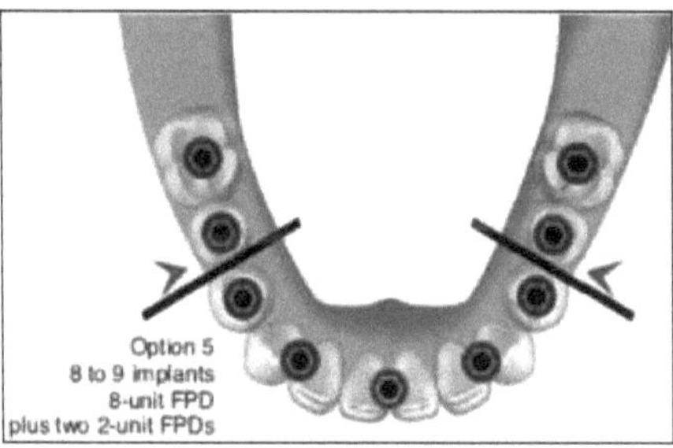

Fig. 6.16: Principais locais de colocação de implantes na opção de tratamento 5

Fonte: *Misch CE. Prótese sobre implantes dentários. 2a ed. Amesterdão, Holanda: Elsevier Health Sciences; 2015.*

3. **Novas opções de próteses fixas:**

- **) All-on-4**[53,54,55,56] **(Fig. 6.17)**
- Esta opção de tratamento foi proposta pela Nobel BioCare e introduzida por Paulo Malo. Envolve a utilização de 4 implantes para substituir os dentes em falta na arcada desdentada, com entrega imediata da prótese provisória, seguida da prótese definitiva mais tarde, após completa osteointegração.
- Não é necessário qualquer aumento ósseo.
- Utiliza a colocação de 4 implantes, dos quais 2 implantes são colocados axialmente na região anterior e 2 implantes são colocados na região posterior e são inclinados 30°-45°. Isto ajuda a diminuir o comprimento do cantilever e exclui a necessidade de aumento e permite a colocação de implantes mais longos na região posterior.
- A utilização de pilares multiunidades na região posterior ajuda no fabrico da prótese.
- Envolve a utilização de um planeamento de tratamento cirúrgico seguido da colocação de implantes guiada pela férula cirúrgica com a ajuda de procedimentos CBCT e CAD- CAM. A taxa de sucesso desta opção de tratamento é elevada, tanto na maxila como na mandíbula, e é particularmente útil em pacientes com rebordos reabsorvidos, nos quais outros planos de tratamento requerem normalmente um aumento.
- Uma prótese provisória aparafusada é normalmente fabricada antes da colocação do implante e é inserida logo após a cirurgia. Deve certificar-se de que não existem interferências na prótese provisória, uma vez que estas interfeririam com a cicatrização dos implantes. Uma prótese fixa - híbrida e fixa - removível (Ponte Marius) pode ser fabricada a partir da colocação de um implante.
- **Contra-indicações:**
- Pacientes com linhas de sorriso altas no maxilar em que a estética é a principal preocupação, uma vez que nesses casos a posição da linha de transição pode levar a uma estética comprometida.
- Em doentes com condições ósseas irregulares ou placas labiais finas que impedem a colocação correta do implante.

Vantagens:[55]

- Melhoria rápida da qualidade de vida.
- Alternativa aos procedimentos de transposição e enxerto de nervos.
- Não é necessária uma maior abertura da boca.
- Elevada taxa de sobrevivência.
- Custo mais baixo em comparação com outras técnicas fixas.
- Elimina a necessidade de cirurgia para aumento ósseo.
- Os implantes angulados posteriores ajudam a reduzir o cantilever posterior.

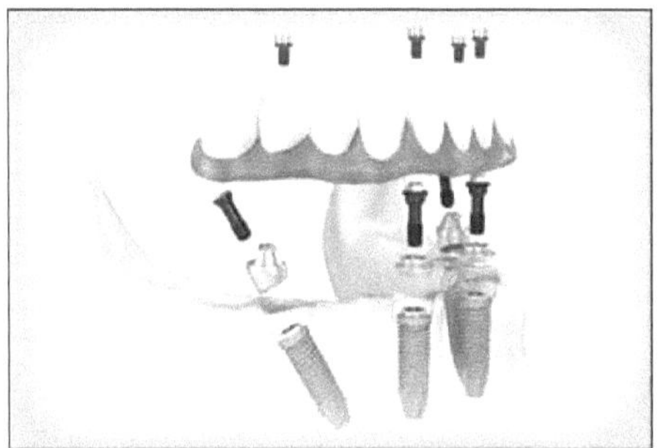

Fig. 6.17: Conceito All-on-4

Fonte: *https://www.google.co.in/imgres?imgurl=https%3A%2F% 2Fd3b3by4navws1f.cloudfront.net*

Diferentes superestruturas utilizadas com o conceito All-on-4

- Prótese híbrida aparafusada (Fig. 6.18)
- Superestrutura da estrutura de zircónio (Fig. 6.19)
- Superestrutura em estrutura de titânio (Fig. 6.20)
- Ponte Marius (Fig. 6.21)[59,60]

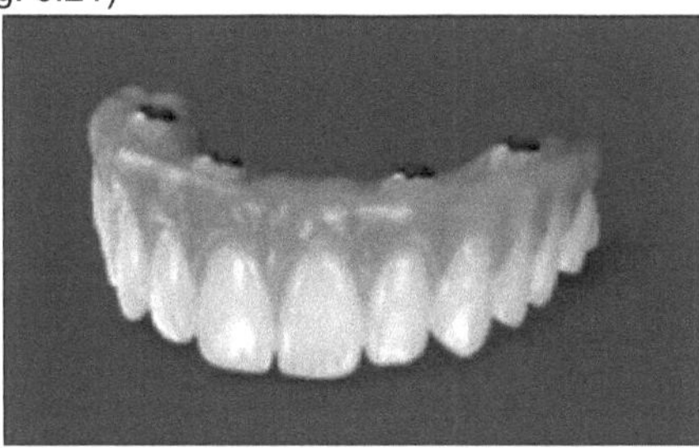

Fig. 6.18: Prótese híbrida aparafusada

Fonte: *https://www.google.co.in/imgres?imgurl=https%3A%2F% Fprodoriginals. webdamdb.com*

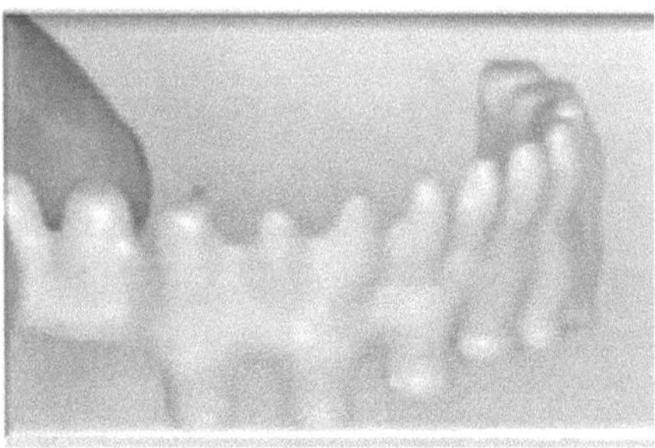

Fig. 6.19: Superestrutura da estrutura de zircónio

Fonte:
https://www.google.co.in/imgres?imgurl=https%3A%2F%2Fwww.researchgate.net

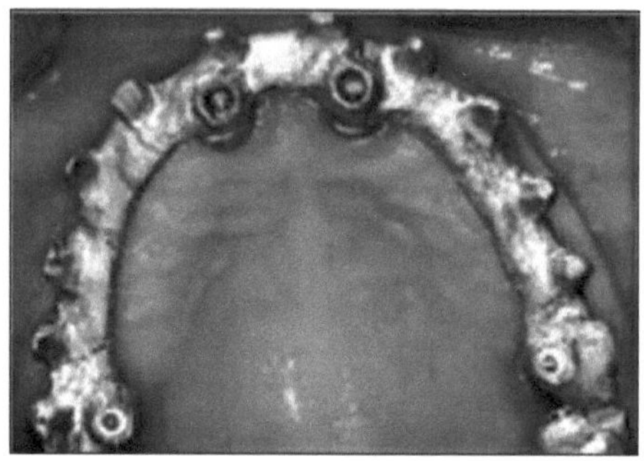

Fig. 6.20: Superestrutura da estrutura de titânio
Fonte: *https://www.google.co.in/imgres?imgurl=https%3A%2F%2Fjdas.in*

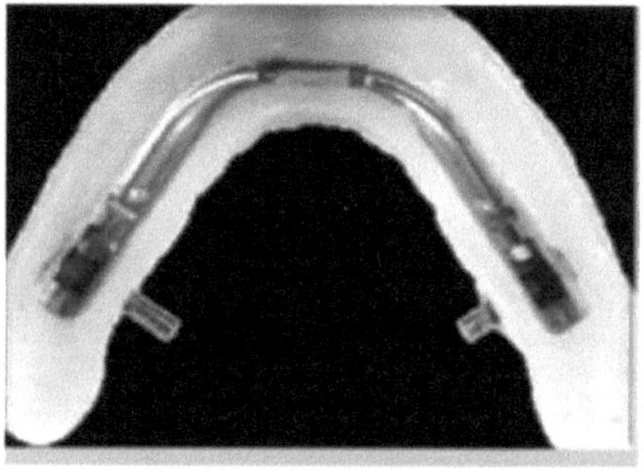

Fig. 6.21: Ponte Marius[60]

Outras empresas de implantes também introduziram próteses fixas em 4 implantes com nomes diferentes, tais como:

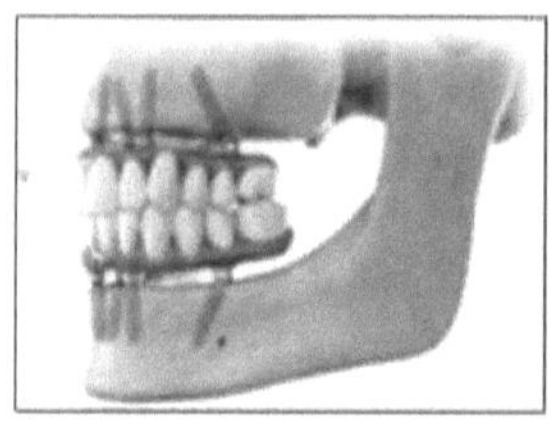 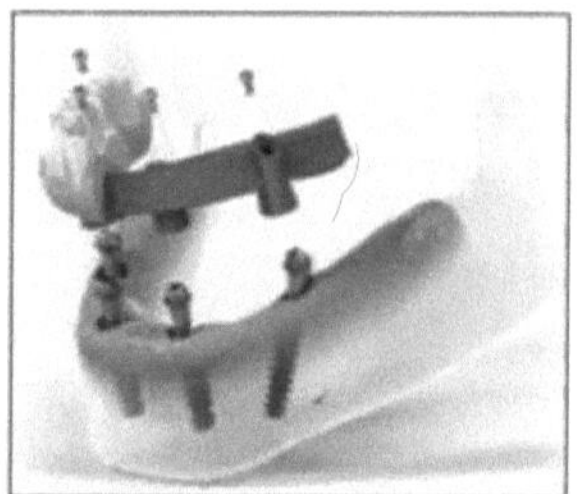

Conceito Smartfix da Dentsply Pro Arch da Straumann

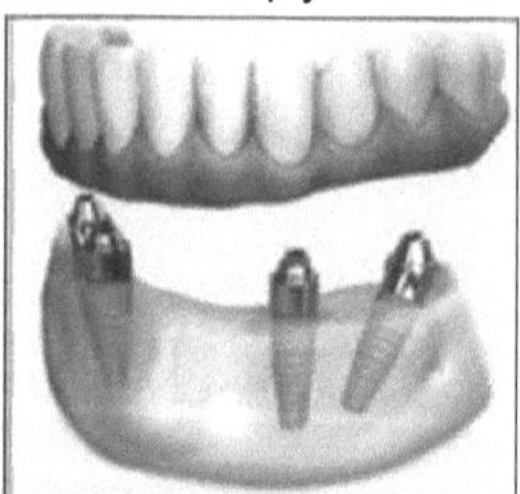

Teeth xpress da biohorizon

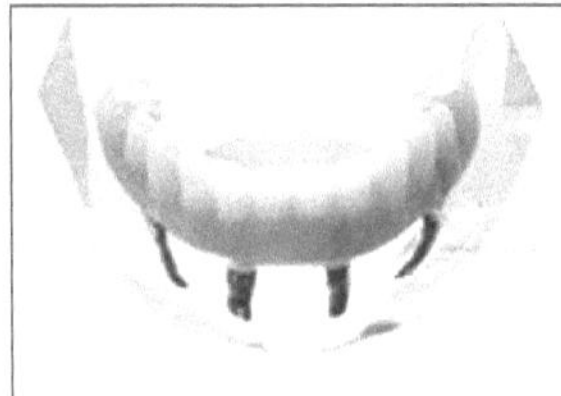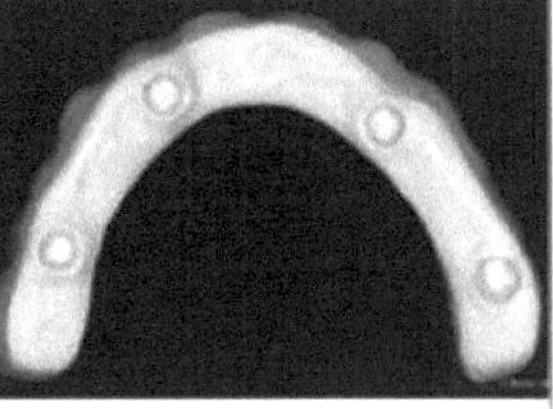

Solução Revitalize da Zimmer Biomet

ii) BIZIGOMA E ZIGOMA QUÁDRUPLO[61]

Uma alternativa eficaz à colocação de implantes All-on-4 na maxila extremamente reabsorvida é a utilização de implantes zigomáticos posteriores.

• **Uma opção** é utilizar implantes bizigomáticos (Fig. 6.22) na região posterior juntamente com os 2 implantes axiais anteriores. Este tratamento permite a restauração fixa em pacientes com maxilas extremamente reabsorvidas que contra-indicam a colocação de implantes posteriores e nos quais os procedimentos de aumento também estão contra-indicados.

• É colocado um implante em cada zigoma, o que ajuda a reduzir o comprimento do cantilever.

• Outra alternativa a esta abordagem é colocar 2 implantes maxilares trans-sinusais (Fig. 6.23) ou 2 implantes na região pterigoide (Fig. 6.24).

• Em seguida, é fabricada uma prótese fixa aparafusada utilizando um pilar multiunidades.

• **A segunda opção** para os pacientes em que a crista anterior também está significativamente reabsorvida, de tal forma que os implantes axiais anteriores não podem ser utilizados, é a colocação de 4 implantes zigomáticos (2 de cada lado) (Fig. 6.25).

• Esta opção de tratamento é muito eficaz em doentes com implantes falhados e com reabsorção óssea grave. No entanto, esta opção de tratamento é extremamente sensível à técnica e requer uma cirurgia especializada.

Complicações dos implantes zigomáticos:

• Penetração da cavidade orbital

• Mucosite peri-implantar, peri-implantite e retração do tecido peri-implantar bucal/labial

• Infeção no ápice do implante

• Sinusite

• Comunicação Oral-Antral

• Parestesia/Disestesia

• Fratura do implante zigomático

• Complicações protéticas

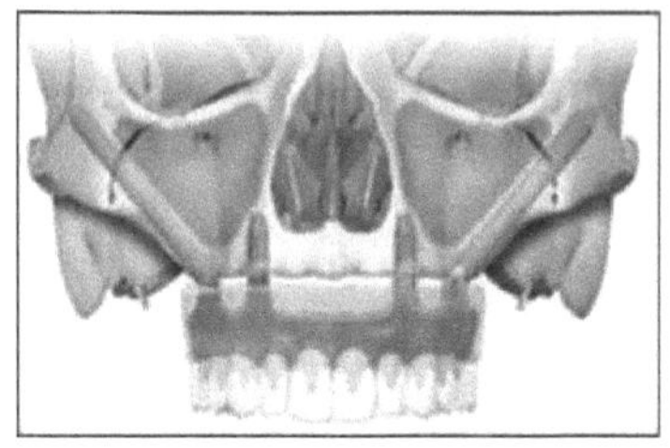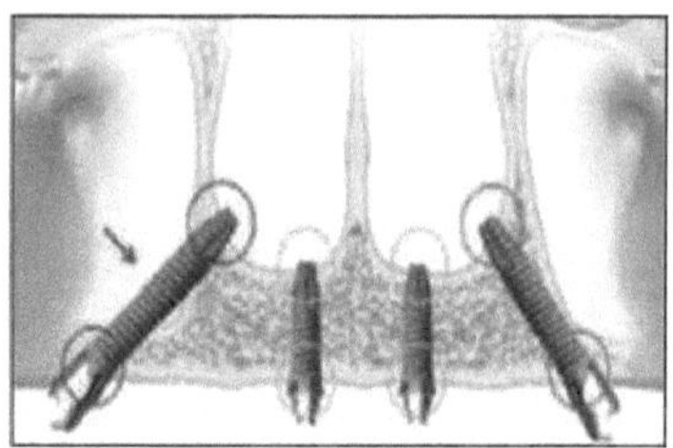

Fig. 6.22: Implantes bi-zigomáticos Fig. 6.23: Implantes trans-sinusais
Fonte: *https://www.google.co.in/imgres?imgurl=https%3A%2F%2Fnewteethchicagodentalimplants.com*

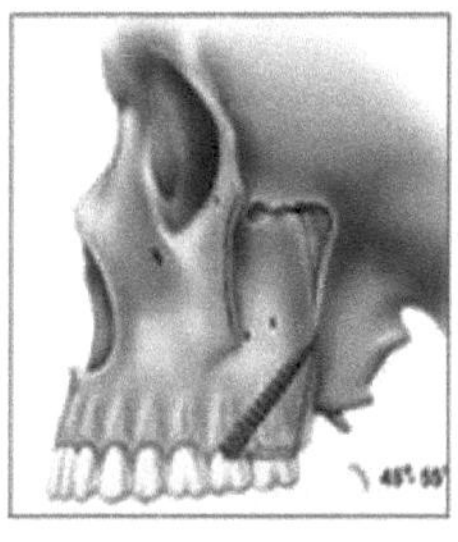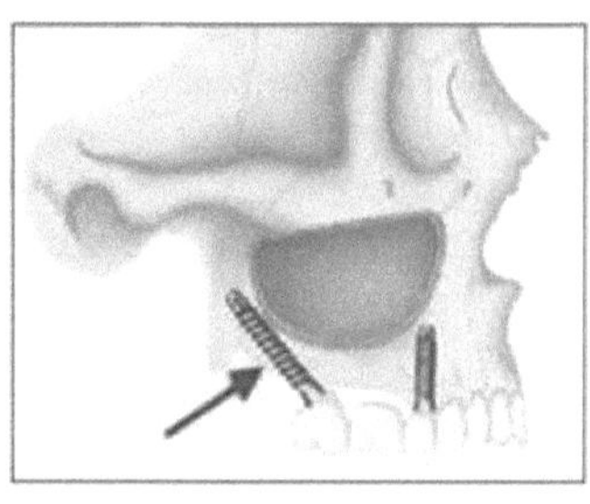

A   B

Fig. 6.24: Implantes pterigóides
Fonte: *https://www.google.co.in/imgres?imgurl=https%3A%2F%2Fwww.dentistrytoday.com*

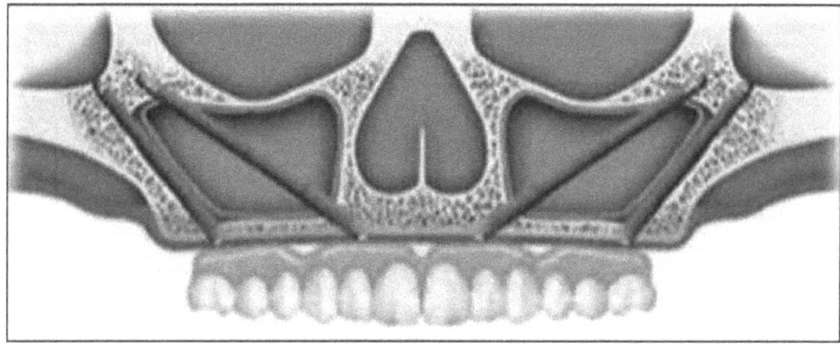

Fig. 6.25: Implantes Quad Zygoma
Fonte: *https://www.google.co.in/imgres?imgurl=http%3A%2F%2Fallonfour implants india.com*

iii) Conceito TREFOIL[53] (Fig. 6.26)

Este conceito de reabilitação fixa da arcada completa foi também proposto pela Nobel Biocare. Este conceito de tratamento envolve a utilização de 3 implantes e é proposto para a reabilitação da arcada completa mandibular, permitindo a restauração imediata das arcadas dentárias com a ajuda de próteses provisórias. Todos os implantes são esplintados com a ajuda de uma barra de titânio com um cantilever posterior.

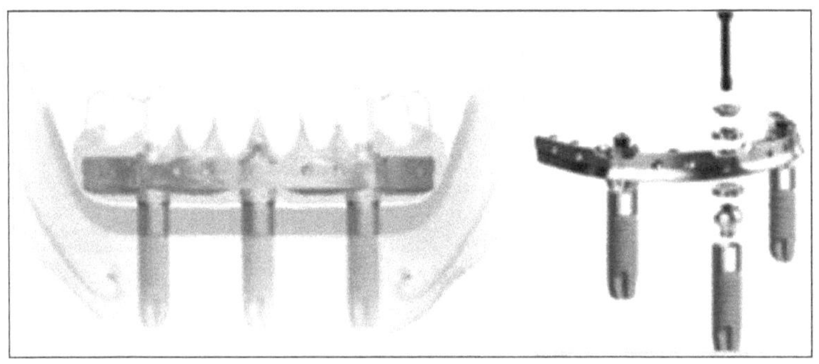

Fig. 6.26: Conceito de trevo

Fonte: *https://www.google.co.in/imgres?imgurl=https%3A%2F%2Flehighoms.com*

B. Opções amovíveis(3)

1. Maxila

A RP4 é a opção de tratamento removível preferida para pacientes com arcada oposta totalmente dentada. O requisito principal para uma prótese amovível é um CHS suficiente - pelo menos 12 mm do CHS deve estar presente. Se o espaço for inadequado, uma prótese removível é contra-indicada. A principal diferença entre a prótese RP4 e a RP5 reside na natureza do apoio recebido. A prótese RP4 é completamente suportada, retida e estabilizada por implantes e a posição e o número de implantes chave são semelhantes aos de uma restauração fixa, enquanto que na RP5 o suporte é obtido tanto do implante como do tecido mole e é preferido quando o espaço em altura da coroa é excessivo.

• A prótese RP4 requer 6-10 implantes e é a mais rígida durante a função. Devido ao rebordo labial, não é necessário um aumento ósseo na região pré-maxilar.

• O custo da restauração é quase semelhante ao da prótese fixa híbrida.

• O aumento do seio pode ainda ser necessário para a colocação de implantes na região posterior.

• As principais posições dos implantes são o canino bilateral e bilateral na metade distal da região do primeiro molar. Podem ser colocados implantes adicionais na região bilateral do segundo pré-molar. Um implante anterior também pode ser colocado na região do incisivo central ou no canal incisivo (quando a largura do osso é inadequada) (Fig. 6.27).

• 6 implantes são o mínimo sugerido, mas quando os factores de força são maiores, podem ser colocados implantes adicionais na região do segundo molar para aumentar a expansão A-P e melhorar a biomecânica.

• Todos os implantes de 6-10 são ferulizados com uma barra rígida com 4 ou 5 fixações.

• É preferível uma cobertura palatina completa para evitar a impactação dos alimentos e problemas de fala.

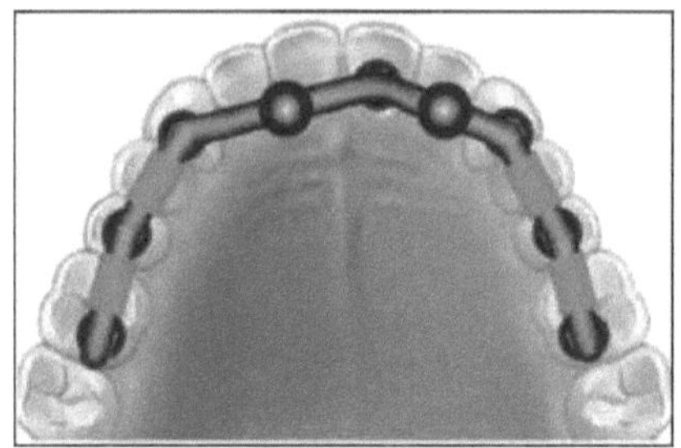

Fig. 6.27: Posição chave do implante em RP-4 no maxilar
Fonte: *Misch CE. Prótese sobre implantes dentários. 2a ed. Amesterdão, Holanda: Elsevier Health Sciences; 2015.*

2. Mandíbula[3]

Foi proposto um total de 5 opções de sobredentadura para a mandíbula, mas apenas as opções OD4 e OD5 são adequadas para serem utilizadas em pacientes com dentição natural oposta. O osso na mandíbula anterior entre o forame mental está dividido em 5 partes iguais, ou seja, A, B, C, D e E, que servem como locais potenciais para a colocação de implantes. (Fig. 6.28)

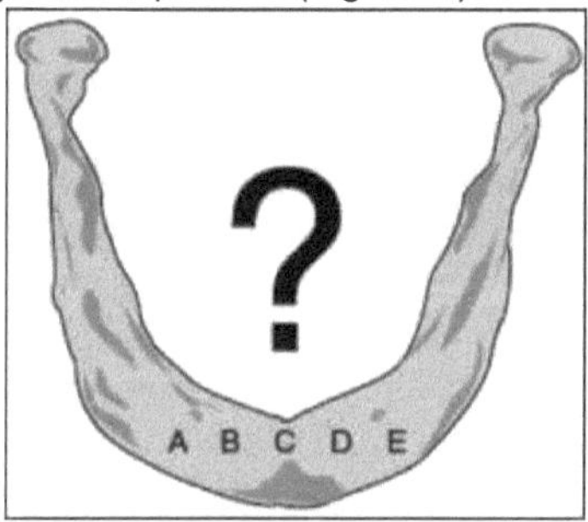

Fig. 6.28: Locais de colocação de implantes na mandíbula
Fonte: *Misch CE. Prótese sobre implantes dentários. 2a ed. Amesterdão, Holanda: Elsevier Health Sciences; 2015.*

Opção de sobredentadura 4 (OD-4)

• Esta opção é escolhida quando o CHS é superior a 15 mm e o osso está reabsorvido (C-h), especialmente no segmento posterior, quando o paciente exige uma prótese melhor do que a OD-3 e quando os pacientes estão a considerar uma futura restauração fixa.

• São colocados 4 implantes nas posições A, B, D, E com cantilever distal até 10 mm em ambos os lados. (Fig. 6.29)

• A extensão do cantilever pode ser dada nesta situação porque o suporte e a retenção são aumentados devido a um implante adicional em comparação com o OD-3. A esplintagem dos implantes também proporciona uma vantagem biomecânica adicional. Esta prótese é especialmente utilizada quando os factores de força são baixos e a extensão do cantilever de 1,5 vezes a extensão A-P para a OD-4 pode ser dada. Por conseguinte, a forma de arco quadrado tem o menor cantilever, enquanto a forma de arco cónico pode ter um cantilever mais longo. Quando os factores de força são elevados, o comprimento do consola deve ser reduzido ainda mais e, quando actuam forças moderadas, o consola é igual à extensão AP.

• O O-ring é a fixação de eleição no aspeto distal da barra. A fixação anterior deve permitir o movimento em direção ao tecido, de tal forma que o clip deve ser colocado perpendicularmente à trajetória de rotação. Em alternativa, o Oring pode ser colocado na região anterior e posterior, onde permite o movimento na direção incisal e na direção dos tecidos, respetivamente.

• A prótese é do tipo RP5, mas com menos suporte de tecidos moles e pode ser utilizada em pacientes com dentição natural oposta

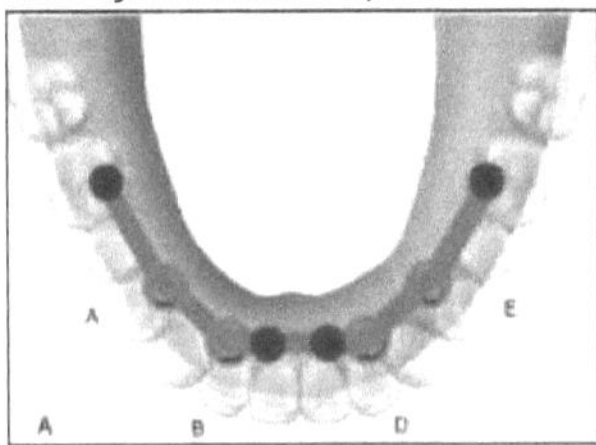

Fig. 6.29: Locais de colocação de implantes na OD-4

Fonte: *Misch CE. Prótese sobre implantes dentários. 2ª ed. Amesterdão, Holanda: Elsevier Health Sciences; 2015.*

Opção de sobredentadura 5 (OD-5)

• Nesta opção de tratamento, os implantes são colocados nas posições A, B, C, D e E
(Fig. 6.30). Devido à maior extensão A-P, o comprimento do cantilever pode ser 2 vezes superior à extensão A-P, até aproximadamente 15 mm. Tal como em qualquer outro desenho, os valores máximos de tensão encontram-se no implante mais distal com extensão do cantilever e o comprimento do cantilever deve ser reduzido em parafunção.

• É indicado em pacientes exigentes para os quais a estabilidade, a função e a estética são a principal preocupação e quando a dentição natural está presente na arcada oposta.

• A OD-5 é um tipo de prótese RP4 e está indicada em pacientes com relação molar de Classe II, uma vez que os dentes anteriores podem ser colocados numa localização mais estética. Esta opção também ajuda a parar a perda óssea contínua na mandíbula posterior.

• Os anéis em O e os clips Hader são os acessórios de eleição. São normalmente recomendados 4 O-rings (2 anteriores e 2 posteriores) com clips Hader na secção do cantilever para resistir a qualquer movimento da prótese.

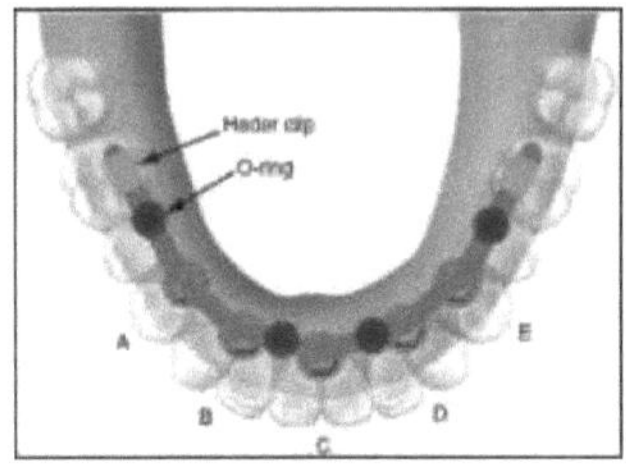

Fig. 6.30: Locais de colocação de implantes na OD-5

Fonte: *Misch CE. Prótese sobre implantes dentários. 2ª ed. Amesterdão, Holanda: Elsevier Health Sciences; 2015.*

II. Arco oposto parcialmente edêntulo[3,58]

A opção de tratamento quando a arcada oposta é parcialmente edêntula depende da classe de edentulismo parcial. As opções protéticas são diferentes para cada tipo de condição de edentulismo parcial (Classe I, II, III ou IV de Kennedy). A modalidade de tratamento também muda dependendo da localização e extensão do espaço edêntulo.

A. Para uma situação de classe 1 de Kennedy

Se a extensão edêntula for longa e for restaurada com uma prótese removível, a arcada oposta deve ser restaurada com uma prótese completa convencional ou prótese removível implanto-mucosa (RP 5) para equilibrar as forças mastigatórias. A oclusão bilateral equilibrada é o esquema preferido.

No entanto, se a extensão edêntula for curta, a arcada oposta deve ser restaurada de forma semelhante às opções de substituição totalmente dentadas. Deve ser planeada uma função de grupo ou um esquema oclusal mutuamente protegido.

1. Maxila

Se a arcada oposta tiver edentulismo parcial de Classe I de Kennedy, a opção de substituição mais preferida para a maxila é uma prótese RP5. Nos casos em que a extensão edêntula da arcada oposta é demasiado longa, pode ser planeada uma prótese completa convencional com uma malha metálica para reforçar a prótese, no entanto, continuam a existir complicações como a síndrome de combinação. Por isso, a prótese RP5 deve ser colocada sempre que possível.

Prótese removível (RP-5)

• A principal vantagem de uma prótese RP5 (OD-1) é a preservação do osso anterior e o menor custo em comparação com uma restauração fixa e uma prótese RP4, uma vez que são necessários menos implantes.

• São utilizados 4-6 implantes numa prótese RP5, com pelo menos 3 colocados no maxilar anterior. A distância A-P deve ser mantida tão grande quanto possível. A retenção e a estabilidade da prótese são proporcionadas pelos implantes, mas o apoio posterior é obtido a partir dos tecidos moles.

• As posições chave dos implantes são o incisivo central (linha média) e o canino bilateral, enquanto os locais secundários incluem o primeiro e o segundo prémolares. O comprimento do implante deve ser de, pelo menos, 9 mm e o diâmetro deve ser de, pelo menos, 3,5 mm. (Fig. 6.31)

• Quando os factores de força são elevados, devem ser colocados 6 implantes. Se o volume ósseo for menor na região do incisivo central, o implante pode ser colocado no canal incisivo ou na região do incisivo lateral (Fig. 6.32).

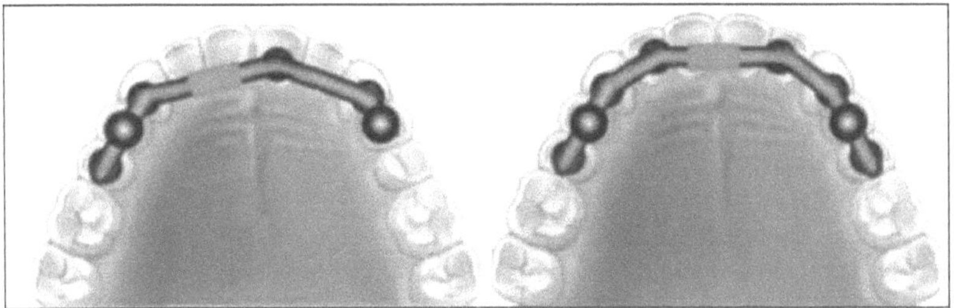

Fig. 6.31: Locais de colocação de implantes em RP-5 para maxila
Fonte: *Misch CE. Prótese sobre implantes dentários. 2a ed. Amesterdão, Holanda: Elsevier Health Sciences; 2015.*

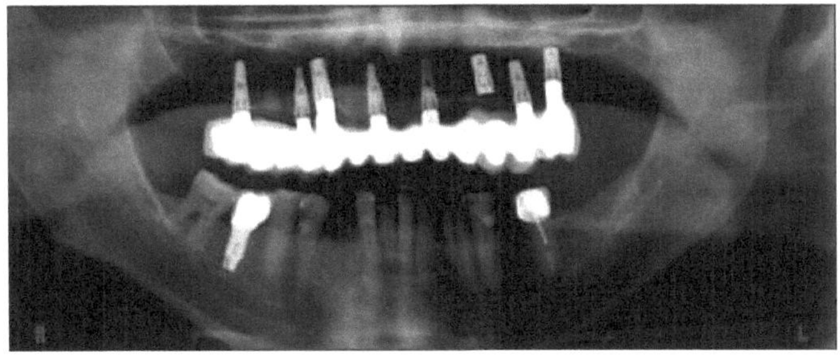

Fig. 6.32: Radiografia com implante na região do incisivo lateral
Fonte: *https://www.google.co.in/imgres?imgurl=http%3A%2F%2F www.sainidentalcarehoshiarpur.com*

- Como regra geral para o maxilar, não deve ser fornecido nenhum cantilever distal e os implantes devem ser unidos. A cobertura palatina completa é normalmente efectuada com uma prótese RP5.
- O clip Dolder e os O-rings são os acessórios de eleição que permitem movimentos em duas ou mais direcções.

Para pacientes com arcada edêntula de curta extensão ou com factores de força aumentados, deve ser escolhida a RP-4 ou uma restauração fixa, dependendo da CHS, da parafunção e da estética, discutidas nas opções de substituição com dentição natural oposta.

2. Mandíbula

Para um paciente com Classe I de Kennedy na arcada oposta, a prótese overdenture deve ser o tratamento de eleição. No entanto, das 5 opções de próteses fixas para a mandíbula, as duas primeiras são preferíveis quando o CHS é menor e os factores de força são baixos, pelo que podem ser utilizadas eficazmente nesta situação.

Estão disponíveis 5 opções de sobredentadura para a mandíbula, no entanto, as OD-3 e OD-4 são preferíveis quando a patente tem uma situação de Classe I de Kennedy de longo alcance. Para uma situação moderada, a OD-4 pode ser o tratamento de eleição. A OD-5, que é um tipo de prótese RP4, deve ser preservada para situações em que o espaço edêntulo é demasiado curto ou quando é colocada uma prótese fixa na arcada oposta.

a. Opções protéticas para a Classe I de Kennedy de longo alcance [3,58]

1. Opção fixa

Opção de tratamento 1: A abordagem Branemark

Utiliza a colocação de 4-6 implantes na região inter-foraminal com cantilever distal, substituindo assim todos os dentes em falta. O local inter-foraminal é o local preferido para a colocação de implantes na mandíbula devido à melhor qualidade óssea, à ausência de qualquer estrutura vital e também porque a mandíbula não se flecte nesta região, o que torna possível a imobilização dos implantes sem qualquer complicação. A colocação de 4-6 implantes entre o forame mental com um cantilever distal para substituir os dentes posteriores foi o tratamento de eleição nos primeiros tempos com o sistema Branemark (Fig. 6.33). Apresentou uma elevada taxa de sucesso a longo prazo de 84%.

• A extensão A-P da prótese (medida a partir do centro do implante mais anterior até à extremidade distal do implante mais distal) ajuda a colocar a prótese em cantilever.

• As diferentes formas de arcada têm uma extensão A-P diferente, dependendo da posição do forame mental. A forma de arco quadrado tem uma extensão A-P de 0-6 mm, a forma de arco ovoide tem 7-9 mm e a forma de arco cónico tem uma extensão A-P superior a 9 mm.

• Em condições normais de força, o comprimento do cantilever não deve exceder 2 vezes a extensão A-P, pelo que uma forma de arco quadrado pode ter uma extensão de cantilever até 12 mm, enquanto um arco cónico pode ter um cantilever até 20 mm. No entanto, quando os factores de força são elevados ou a densidade óssea é fraca, o comprimento do cantilever deve ser menor ou evitado.

• Com um número maior e mais alargado de implantes, o comprimento do cantilever pode ser aumentado.

• Esta opção é melhor utilizada em pacientes com factores de força baixos, quando o espaço em altura da coroa é inferior a 15 mm e a qualidade óssea é boa.

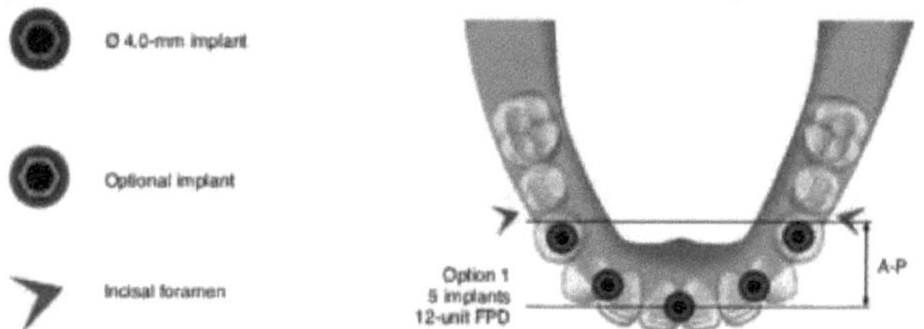

Fig. 6.33: Principais locais de implante na opção de tratamento 1
Fonte: *Misch CE. Próteses sobre implantes dentários. 2nd ed. Amesterdão, Holanda: Elsevier Health Sciences; 2015.*

Opção de tratamento 2

• Bidez e Misch propuseram esta opção de tratamento com uma ligeira variação, colocando um implante adicional acima do forame mental. Isto ajuda a aumentar a expansão A-P da prótese, sendo a posição chave do implante o segundo pré-molar bilateral, a posição do canino bilateral e o incisivo central ou a posição da linha média, e as posições secundárias do implante são a posição do primeiro pré-molar bilateral quando os factores de força são elevados.

• Como o implante é colocado acima do forame mental nesta opção, a quantidade de osso disponível para a colocação do implante é significativamente menor e, por conseguinte, requer a utilização de implantes mais curtos.

• A carga é maior no implante mais distal quando é utilizado um cantilever, uma vez que actua como fulcro, pelo que o comprimento do implante mais distal deve ser de, pelo menos, 9 mm e deve ser utilizado um implante de diâmetro mais largo ou um implante com maior área de superfície para compensar o aumento da carga.

• Esta opção é preferida nos doentes em que a altura óssea disponível é suficiente para a colocação do implante acima do forame mental.

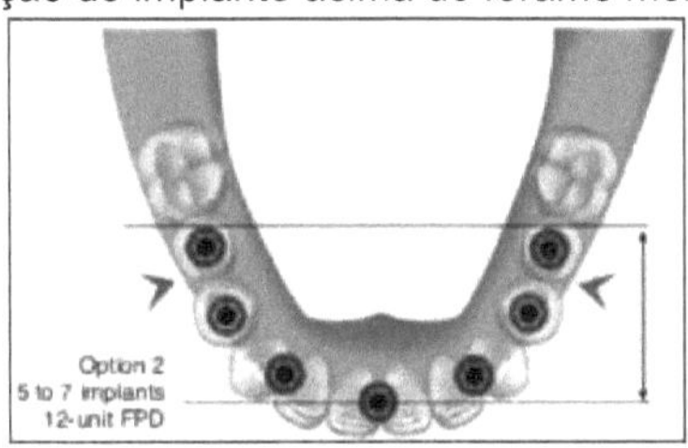

Fig. 6.34: Principais locais de implantes na opção de tratamento 2
Fonte: *Misch CE. Prótese sobre implantes dentários. 2ª ed. Amesterdão, Holanda: Elsevier Health Sciences; 2015.*

2. **Opções amovíveis**

Opção de sobredentadura 3

• Nesta opção de tratamento, são colocados 3 implantes na mandíbula anterior nas posições A, C e E. Os implantes estão ligados com uma barra, mas sem cantilever distal (Fig. 6.35).

• Esta opção é utilizada em pacientes com necessidades anatómicas moderadas a baixas, tais como uma forma de crista posterior deficiente (C-h) e pode ser utilizada quando a dentição oposta tem uma restauração de Classe I de Kennedy de longa duração. Também é utilizada em pacientes em que o fator custo é moderado e se considera a colocação futura de implantes para a converter em prótese RP-4.

• O implante anterior ajuda a reduzir as forças de inclinação e melhora a estabilidade da prótese. Também proporciona o efeito de tripé e uma melhor propagação antero-posterior da prótese, o que ajuda a reduzir as complicações biomecânicas.

• O O-ring é a fixação preferida se o CHS o permitir, enquanto que dois clips Hader tornam a prótese demasiado rígida e não devem ser utilizados sempre que possível.

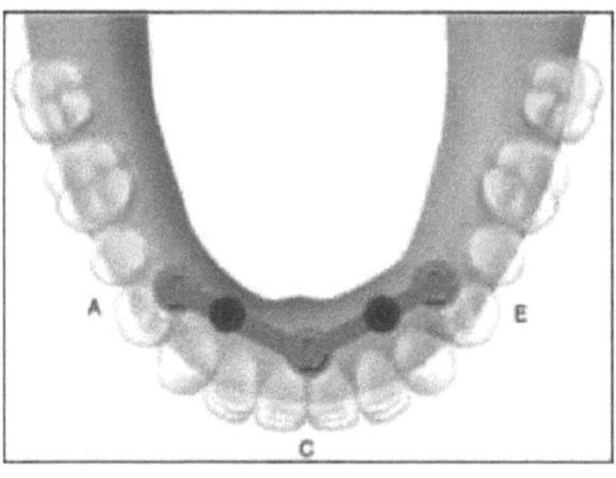

Fig. 6.35: Local de colocação do implante em OD-3

Fonte: *Misch CE. Prótese sobre implantes dentários. 2ª ed. Amesterdão, Holanda: Elsevier Health Sciences; 2015.*

A outra opção que pode ser utilizada numa Classe I de Kennedy de grande extensão é a prótese OD-4.

b. Opções protéticas para a Classe I de Kennedy de curta duração[3,58]

• Quando a extensão edêntula é curta ou se a área for restaurada com uma restauração fixa, deve ser considerada como uma dentição natural oposta e devem ser seguidas as mesmas opções de tratamento que para uma dentição oposta arco como discutido.

• Devido ao aumento dos factores de força, deve ser preferida uma prótese fixa; no entanto, se o espaço interoclusal, a estética ou as condições financeiras impedirem a utilização de uma prótese fixa, a prótese removível implanto-suportada (RP4) pode ser o tratamento de eleição.

• As opções de tratamento 3, 4 e 5 da prótese fixa e OD-4 e OD-5 são as opções protéticas preferidas.

B. Para a classe II de Kennedy[3,58]

Deve ser restaurada preferencialmente com uma prótese removível. A sobredentadura implanto-mucosa (RP 5) é preferida com uma oclusão bilateral equilibrada; no entanto, se a extensão edêntula for curta ou se for restaurada com uma restauração fixa, é preferível uma prótese fixa implanto-suportada (Fig. 6.36), enquanto que a sobredentadura implanto-suportada também pode ser utilizada e está planeada uma função de grupo ou um esquema oclusal mutuamente protegido.

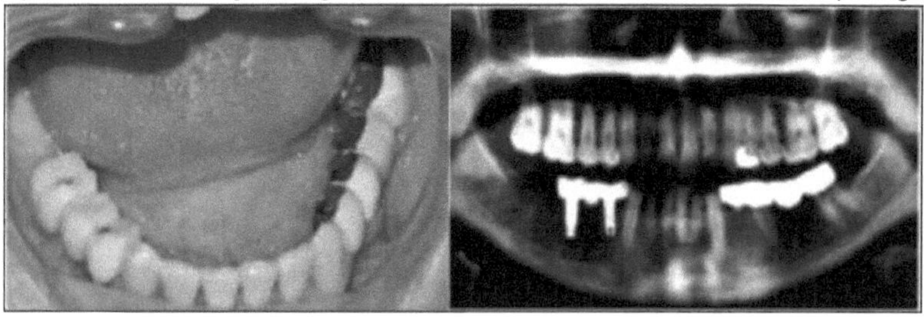

Fig. 6.36: Classe II de Kennedy restaurada com prótese implanto-suportada
Fonte:
https://www.google.co.in/imgres?imgurl=https%3A%2F%2Fwww.researchgate.net

1. Maxila
* A prótese RP-5 é preferida se os factores de força forem baixos e se o espaço da altura da coroa for suficiente, como se vê em casos de longo período. A configuração da colocação do implante para esta opção já foi discutida anteriormente.
* Se a extensão edêntula for curta ou os factores de força forem elevados, como na parafunção, deve preferir-se a prótese fixa com 7-10 implantes.
* A prótese RP-4 é utilizada quando o fator de força é moderado e o CHS é tal que uma prótese fixa é contra-indicada. É especialmente útil em pacientes nos quais a região pré-maxilar necessita de aumento, mas a condição médica/financeira do paciente impede a sua utilização. O rebordo labial
melhorar efetivamente a estética.

2. Mandíbula
* OD-4 e OD-5 são as opções preferidas para casos de vãos longos. Ajudam a compensar eficazmente o aumento do CHS. No entanto, se o doente desejar a opção fixa, as opções de tratamento 1 e 2 podem ser utilizadas eficazmente.
* Para uma extensão edêntula curta, as opções de tratamento permanecem as mesmas que para a arcada oposta completamente dentada.

C. Para a situação da classe III/IV de Kennedy[58]
A restauração fixa suportada por implantes e a sobredentadura suportada por implantes são as opções de tratamento preferidas, dependendo do facto de a arcada oposta ser restaurada com uma restauração fixa ou removível, respetivamente. Deve ser planeada uma função de grupo ou um esquema oclusal mutuamente protegido.
As opções de tratamento para esta condição continuam a ser as mesmas que para os dentes naturais opostos e devem ser tratadas da mesma forma tanto na maxila como na mandíbula.

III. Arcada oposta totalmente edêntula (restaurada com prótese completa convencional) [3,58]
Nestes casos, para equilibrar os factores de força, as arcadas devem ser restauradas com uma prótese completa convencional ou com uma sobredentadura suportada por implantes e mucosa (prótese RP5). Podem ser utilizadas sobredentaduras suportadas por barras e grampos.
As próteses fixas suportadas por implantes e as sobredentaduras suportadas por implantes devem ser evitadas, uma vez que conduzem a forças excessivas no rebordo maxilar e podem levar à reabsorção óssea ou à síndrome de combinação. A oclusão bilateral equilibrada é o esquema oclusal preferido.

1. Maxila
A maxila pode ser restaurada eficazmente com a prótese completa convencional sem qualquer complicação. Em geral, verifica-se que os doentes estão mais satisfeitos com a sua prótese maxilar do que com a prótese mandibular. A prótese maxilar oferece uma retenção, apoio e estabilidade aceitáveis e, por conseguinte, pode funcionar eficazmente para a fala e a mastigação. A RP-5 pode ser selecionada como opção de tratamento neste caso.

2. Mandíbula
A prótese total convencional é o tratamento de eleição para um doente com um bom

volume ósseo. No entanto, se o doente sentir dificuldade em adaptar-se a uma prótese de dentadura completa, podem ser utilizadas OD-1, OD-2 e OD-3, que ajudam a proporcionar uma melhor retenção, apoio e estabilidade.

Opção 1 de sobredentadura

• Esta opção é selecionada em doentes com osso abundante, com excelentes condições anatómicas e nos quais o custo é um fator significativo.

• 2 implantes são colocados na posição B e D e não estão ligados entre si, ajudando assim a resistir ao movimento anterior da prótese (Fig. 6.37). Esta disposição proporciona retenção à prótese, mas o apoio e a estabilidade são mínimos.

• O suporte da prótese OD-1 é fornecido pela área da prateleira vestibular e pelo rebordo na região anterior, tal como na dentadura convencional. A prótese pode rodar na direção posterior para permitir o apoio.

• Trata-se de um tipo de prótese RP-5. O O-ring e os encaixes do localizador são os encaixes favoráveis, de modo que o movimento da prótese deve ser permitido em 3 direcções.

• Os dois implantes devem ser colocados à mesma altura, caso contrário, o risco de complicações e de desgaste da fixação será maior para o implante mais elevado no plano. Os implantes também devem estar à mesma distância da linha média, caso contrário o implante distal receberá maior carga, e devem estar paralelos um ao outro.

• Esta opção é melhor utilizada quando a arcada maxilar é restaurada com a prótese completa convencional.

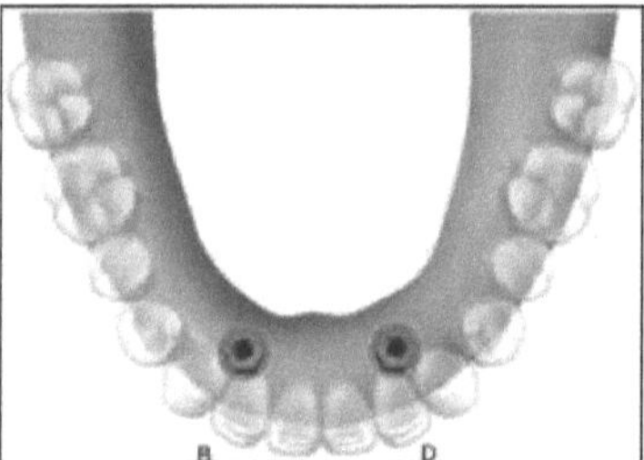

Fig. 6.37: Locais de colocação de implantes na OD-1

Fonte: *Misch CE. Prótese sobre implantes dentários. 2ª ed. Amesterdão, Holanda: Elsevier Health Sciences; 2015.*

Opção 2 de sobredentadura

• Nesta opção, os implantes são colocados nas posições B e D e são esplintados em conjunto sem um cantilever distal (Fig. 6.38). Isto ajuda a reduzir as complicações das restaurações individuais. Os implantes não devem ser colocados mais perto do que as posições B e D, uma vez que isso levaria a uma diminuição da estabilidade da prótese.

• Esta prótese representa uma cadeira de duas pernas, de modo a proporcionar algum apoio vertical e estabilidade e a prótese pode balançar para a frente e para trás.

• Se os implantes forem colocados nas posições A e E, a flexão da barra de fixação é maior, levando a mais complicações.

• As condições anatómicas devem ser boas para que um doente possa receber uma prótese OD-2. O tipo de arco deve ser favoravelmente quadrado a ovoide.

• A carga sobre os implantes é reduzida e, por conseguinte, observam-se menos complicações protéticas quando se utiliza a barra de ligação.

• Podem ser utilizados O-ring, Dolder ou barra Hader para fixação. A barra deve estar a mais de 1 mm de distância do tecido mole para ajudar a manter a higiene oral. A barra e os clips devem estar perpendiculares à trajetória de rotação e paralelos ao plano oclusal.

• O movimento da prótese deve ser permitido em 3 direcções (PM3). O movimento posterior é normalmente contrabalançado pelo movimento vertical da fixação anterior.

• Esta prótese não é normalmente recomendada quando os dentes naturais opostos estão presentes e quando o osso está reabsorvido (C-h ou D), mas é escolhida quando a arcada oposta tem uma prótese completa convencional.

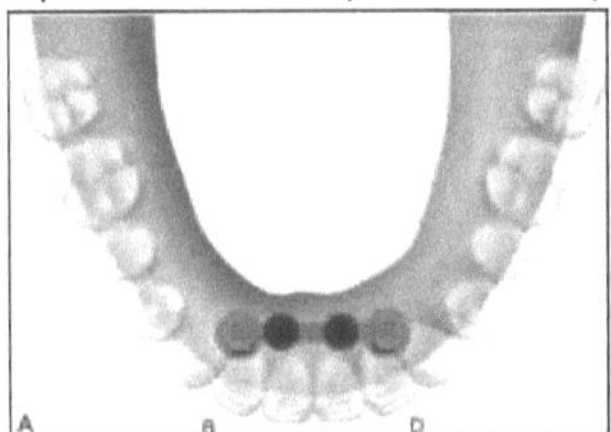

Fig. 6.38: Locais de colocação de implantes na OD-2

Fonte: *Misch CE. Prótese sobre implantes dentários. 2ª ed. Amesterdão, Holanda: Elsevier Health Sciences; 2015*

A Opção 3 de sobredentadura pode ser utilizada quando as condições ósseas são fracas. Esta opção já foi discutida em pormenor neste capítulo.

6 Reabilitação de arcadas completamente edêntulas

A grande maioria dos pacientes completamente desdentados usa próteses removíveis convencionais, mas muitos deles enfrentam problemas com a prótese devido à fraca retenção, especialmente nas próteses completas mandibulares. A perda óssea acentua ainda mais este problema. Atualmente, as sobredentaduras suportadas por implantes estão a ser amplamente aceites pelos pacientes devido aos seus benefícios, especialmente na arcada mandibular. A colocação de implantes aumenta a retenção, o suporte e a estabilidade da prótese. Foram mencionadas na literatura várias opções para a utilização de sobredentaduras que variam de paciente para paciente, mas a perda óssea continua durante o período de tempo em que as sobredentaduras são colocadas. Esta perda óssea contínua afecta a estética e a função. Assim, foram sugeridas na literatura opções protéticas suportadas por implantes na arcada completa, que dão ao doente a confiança de uma restauração fixa e ajudam a reduzir a perda óssea, com o benefício de uma função melhorada. Neste capítulo, abordaremos as várias opções de próteses fixas e removíveis para o edentulismo completo da maxila e da mandíbula.

As opções fixas e amovíveis têm as suas próprias vantagens e desvantagens e a escolha do tratamento depende do espaço protético/altura da coroa, da quantidade e qualidade do osso, da localização e comprimento da área edêntula, do número e localização dos dentes remanescentes, da idade do paciente, das preocupações estéticas do paciente, do apoio obtido do osso circundante e do custo da prótese.

A. OPÇÕES FIXAS [3]

A prótese fixa refere-se àquela que não pode ser removida pelo paciente e que só pode ser removida pelo médico em determinadas situações.

Vantagens da prótese fixa

1. Conforto psicológico, uma vez que se assemelha mais aos dentes naturais.
2. O aprisionamento de alimentos é menor.
3. Requerem menos manutenção do que as sobredentaduras, uma vez que não é necessário efetuar ajustamentos repetidos ou mudar os encaixes.
4. O custo é semelhante ao das sobredentaduras totalmente suportadas por implantes (prótese RP4).

Desvantagens da restauração fixa

1. Qualquer complicação que possa surgir é difícil de tratar.
2. A prótese não pode ser retirada durante a noite para diminuir as forças parafuncionais.
3. Não é incluído qualquer rebordo no maxilar, o que pode afetar a estética.
4. A manutenção da higiene pode ser mais difícil.

I. MAXILLA

Misch (2008) propôs as seguintes diretrizes fundamentais relativas à posição do implante a ter em conta durante o planeamento do tratamento de uma prótese maxilar suportada por implantes.[57] Cada uma destas diretrizes foi analisada em pormenor no capítulo 6.

1. Sem cantilever posterior
2. Não há três pônticos adjacentes posteriores
3. O sítio canino

4. O local do primeiro molar

5. Arco de cinco faces

VÁRIAS OPÇÕES DE TRATAMENTO DISPONÍVEIS: a.ALL-ON-4(53,54,55,56)

b. BIZIGOMA E ZIGOMA QUÁDRUPLO [61]

Uma alternativa eficaz à colocação de implantes All-on-4 nos maxilares extremamente reabsorvidos é a utilização de implantes zigomáticos posteriores (Bizygoma) com implantes axiais anteriores e, nos doentes em que a crista anterior também está significativamente reabsorvida, de tal forma que os implantes axiais anteriores não podem ser colocados, pode ser implementado o Quad zygoma, ou seja, a colocação de 4 implantes zigomáticos (2 de cada lado). Este tópico já foi discutido em pormenor no capítulo anterior.

c. TTPHIL-ALL TILT[62] **(Fig. 7.1)**

Esta técnica preconiza a utilização de implantes altos e inclinados (implantes de 16-25 mm com 30-45° de inclinação) para próteses fixas na arcada maxilar. Os implantes altos ajudam na osteointegração. A cirurgia de implantes sem retalho é efectuada para colocar os implantes inclinados, que são depois imediatamente carregados no prazo de 2 dias a 1 semana. É fabricada uma prótese DMLS aparafusada, sendo normalmente colocado um total de 6 implantes na região do canino, segundo pré-molar e segundo molar e todos eles são inclinados, evitando a necessidade de um cantilever distal.

Os implantes inclinados permitem a colocação de implantes no pilar pterigoide, permitindo assim a colocação de implantes sem qualquer aumento ósseo necessário e evitando a necessidade de cantilever distal. Os implantes utilizados são implantes bicorticais basais com 18 mm de comprimento que ajudam a transferir as forças para o osso basal, evitando assim a perda de osso da crista.

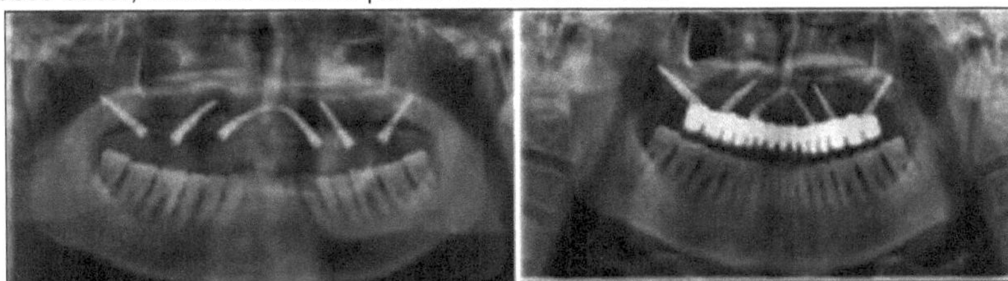

Fig. 7.1: OPG mostrando a técnica TTPHIL all tilt

Fonte: *https://www.google.co.in/imgres?imgurl=x-raw-image*

II. OBRIGATÓRIO [3, 58]

As restaurações fixas na mandíbula têm demonstrado uma elevada taxa de sucesso e são também amplamente aceites pelos pacientes. Ao longo dos anos, têm sido sugeridas várias configurações de colocação de implantes para uma restauração fixa na mandíbula. Ao contrário da maxila, os cantilevers distais são mais comuns e são frequentemente utilizados no planeamento do tratamento de restaurações suportadas por implantes mandibulares.

No total, foram sugeridas 5 opções de tratamento para uma restauração fixa na mandíbula, que são mencionadas abaixo e já foram descritas no capítulo anterior.

1. Opção de tratamento 1: A abordagem Branemark

2. **Opção de tratamento 2**
3. **Opção de tratamento 3**
4. **Opção de tratamento 4**
5. **Opção de tratamento 5**

OUTRAS OPÇÕES DE PRÓTESES FIXAS:

a.All-on-4 (53,54,55,56)

*   Esta opção de tratamento foi proposta pela Nobel BioCare e introduzida por Paulo Malo. Envolve a utilização de 4 implantes para substituir os dentes em falta na arcada edêntula com entrega imediata da prótese seguida da prótese definitiva mais tarde após a osteointegração. A descrição completa deste tópico foi dada no capítulo 6 anterior.

b. Conceito TREFOIL[53] (Fig. 7.2)

Este conceito de reabilitação fixa da arcada completa foi também proposto pela Nobel Biocare. Este conceito de tratamento envolve a utilização de 3 implantes e é proposto para a reabilitação da arcada completa mandibular, permitindo a restauração imediata das arcadas dentárias com a ajuda de próteses provisórias. Todos os implantes são esplintados com a ajuda de uma barra de titânio com um cantilever posterior.

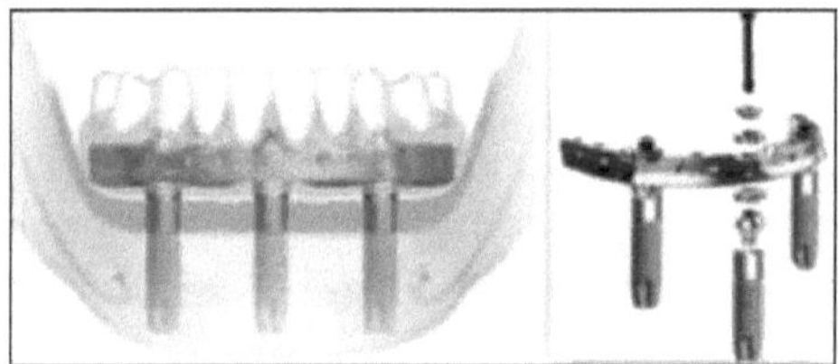

Fig. 7.2: Conceito de trevo

Fonte: *https://www.google.co.in/imgres?imgurl=https%3A%2F%2Flehighoms.com*

c.All-on-6[63] (Fig. 7.3)

Outra alternativa é utilizar 6 implantes em vez de 4 implantes e fabricar uma prótese fixa de arcada completa. Isto também pode ser utilizado tanto para a maxila como para a mandíbula. Aqui os implantes colocados são normalmente rectos, o que é contrário ao conceito All-on-4. Os implantes são colocados na região do incisivo lateral, do segundo pré-molar e do segundo molar.

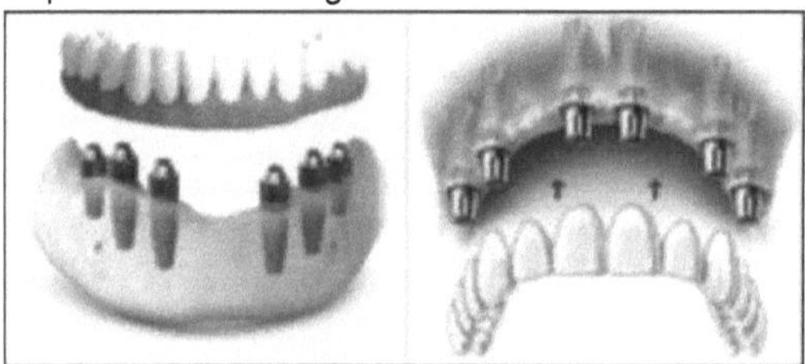

Fig. 7.3: Conceito de implante All-on-6

Fonte:
https://www.google.co.in/imgres?imgurl=https%3A%2F%2Fwww.bayareaimplantdent istry.com

<u>**Vantagens dos implantes All-on-6:**</u>

• Os dentes são permanentes e fixos, pelo que os pacientes não precisam de ficar sem dentes ou de usar próteses temporárias durante um longo período de tempo.

• Raramente requer enxerto ósseo.

• Fácil manutenção e limpeza.

• Reduz a perda óssea adicional.

• A ponte suportada por implantes será mais segura e confortável do que uma prótese parcial amovível que assenta nas gengivas.

B.OPÇÕES AMOVÍVEIS (3)

A prótese removível é aquela que pode ser retirada pelo paciente. Existem várias modalidades de tratamento amovível disponíveis com base em diferentes sistemas de pilares.

Pilares utilizados para próteses removíveis [64]

A superfície do entalhe de uma prótese sobre implante (IOD) tem o encaixe secundário que se encaixa nos pilares aparafusados do implante. Estes pilares podem ser resilientes ou rígidos.

Os attachments resilientes incluem Ball, locator e ímanes e são normalmente pré-fabricados. Estes acessórios permitem algum movimento durante a mastigação e também requerem o apoio da mucosa.

Os encaixes rígidos são normalmente feitos por medida, fundidos ou fresados. A retenção deste tipo de encaixe é normalmente efectuada por fricção entre a peça metálica e o pilar cónico. Evitam o movimento vertical durante a mastigação e ajudam a corrigir o desalinhamento do implante.

a. Pré-fabricado / Padrão (Fig. 7.4)

1. Pilar esférico - É constituído por uma parte macho e uma parte fêmea, sendo que a parte macho (bola metálica) é aparafusada no dispositivo de fixação e a parte fêmea é incorporada na superfície de entalhe da prótese. São mais comummente e amplamente utilizados devido ao seu design mais simples, baixo custo, requisitos mínimos de tempo de cadeira, facilidade de manuseamento e as suas aplicações com próteses suportadas por raízes e implantes.

2. Pilar para fixação de barras - As barras ajudam a compensar o desalinhamento do implante e proporcionam uma retenção rígida. Ajudam a suportar um IOD, proporcionando uma extensão distal. Requerem um espaço interoclusal de, pelo menos, 15 mm. As barras podem ser redondas, rectangulares (em forma de U) ou ovóides. Cada uma tem as suas próprias vantagens e desvantagens. A rotação é melhor oferecida em barras redondas do que em barras rectangulares, de modo que é produzido menos binário nos implantes; no entanto, a necessidade de ativação do clip é maior nas barras redondas do que nas barras em forma de U. Quando se utilizam 2 implantes, é preferível utilizar barras ovais ou em forma de U. A manutenção da higiene é frequentemente difícil sob a barra e pode levar a hiperplasia gengival.

3. Pilar Locator - Este é o sistema de fixação com caraterística de auto-alinhamento e oferece retenção dupla (interna e externa). Existem em diferentes cores (branco, rosa e azul), representando diferentes valores de retenção e ajudam a corrigir angulações de implantes até 40°. Permitem uma melhor manutenção da higiene

4. Pilar de encaixe por fricção (coroa telescópica) - Também designado por coping de manga
coroa ou coroa dupla. É composta por duas coifas. A coifa interna é a coifa telescópica primária que está permanentemente cimentada a um pilar e a coifa secundária é a parte externa destacável congruente que está rigidamente ligada a uma prótese destacável. Proporcionam uma excelente retenção e uma melhor distribuição de forças e têm a vantagem de serem fáceis de remover.

5. Pilar magnético - É fixado à superfície do entalhe da sobredentadura e pode ser cilíndrico ou em forma de cúpula. O detentor de metal é cimentado ao detentor do implante com a ajuda de uma coifa de metal fundido. É muito útil em doentes com distúrbios neuromusculares, mas a sua força de retenção é inferior à dos encaixes esféricos e de barra/clipe.

6. Pilar OD Secure - Foi introduzido pela BioHorizon. Pode ser utilizado em casos difíceis devido à sua ligação de perfil mais baixo e à altura variável da braçadeira. Pode corrigir até 15° de divergência e, com a tampa da caixa Xtend, pode corrigir até 25° de divergência.

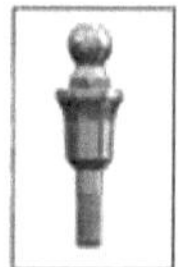 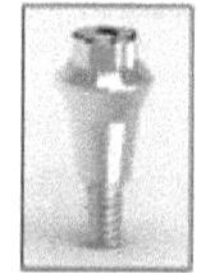 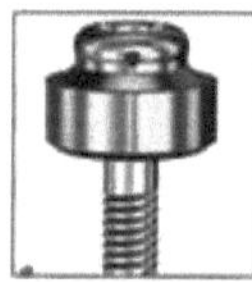

Pilar esférico Pilar para fixação de barras Pilar localizador

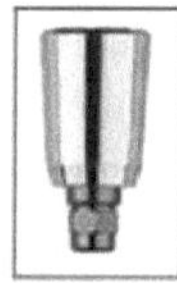 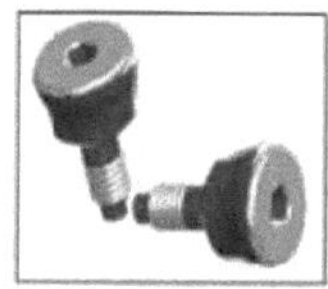 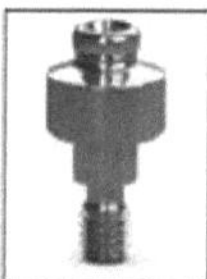

Pilar telescópico Pilar magnético Pilar seguro OD Fig 7.4: Vários pilares utilizados para restaurações removíveis suportadas por implantes.

Fonte: *https://www.google.co.in/imgres?imgurl=https%3A%2F%2Fusstore. biohorizons.com*

b. Fundível / Moível (Fig. 7.5)

1. UCLA

- Customized Ball abutment - São recomendados para serem utilizados em pacientes com implantes altamente angulados.

2. Pilar fresado

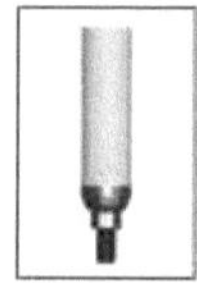 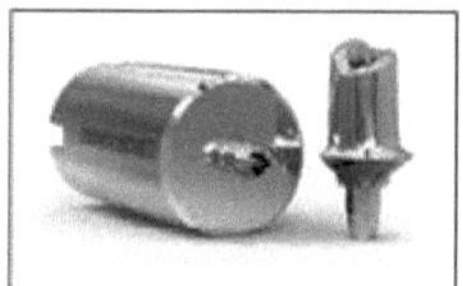

Pilar UCLA **Pilar fresado**
Fig. 7.5: Pilares fundíveis

Fonte:*https://www.google.co.in/imgres?imgurl=https%3A%2F%2Ftztrade.co*
m%2Fimage%2Fcache%2FProducts%2Fimplants%2Fosstem%2Fosstem%2
520plastic-580x380.jpg

Os vários sistemas de fixação que utilizam os modelos de pilar acima descritos são:

1. Sistema de fixação de anéis de vedação[3] (Fig. 7.6)

O sistema O-ring pode ser utilizado independentemente ou com o acessório de barra e é composto por um O-ring elástico, um encapsulador de metal e uma coluna de metal. O O-ring é feito de polímero sintético e é comprimido radialmente entre o encapsulador metálico e o poste, que tem uma área de corte inferior para encaixar o O-ring. Este sistema oferece a vantagem de ter um custo mais baixo, uma ampla gama de movimentos, um tempo reduzido no fabrico da prótese e oferece vários graus de retenção.

Podem ser estáticos ou dinâmicos, consoante o grau de movimento permitido. O sistema estático não permite qualquer movimento da prótese, enquanto o dinâmico permite movimentos de rotação, reciprocidade e oscilação. Dependendo do seu método de utilização, ou seja, se são utilizados independentemente ou em combinação com a barra e o seu número na barra, podem oferecer movimento em 2 a 6 direcções.

Quando é utilizado um acessório de anel em O com uma barra, é necessário um CHS de, pelo menos, 12-15 mm.

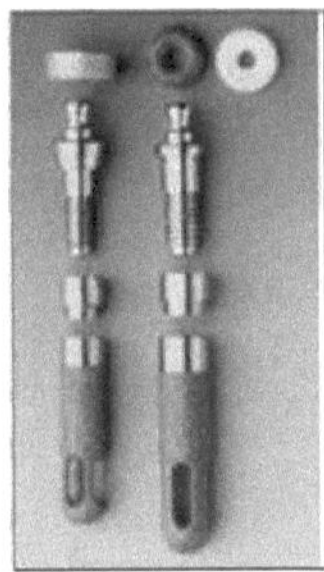 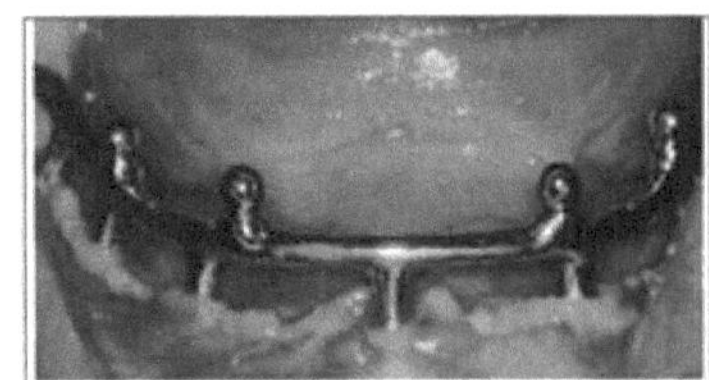

Fig. 7.6: Fixação do O-ring

Fonte: *Misch CE. Prótese sobre implantes dentários. 2ª ed. Amesterdão, Holanda: Elsevier Health Sciences; 2015.*

2. Barras de sobredentadura [65, 66]

As barras são o acessório mais comummente utilizado para IOD, se estiver disponível CHS suficiente. As barras podem ser rígidas ou resilientes, permitindo o movimento da prótese, o que permite a transferência das forças para o osso e tecidos de suporte e para longe dos pilares de retenção. As barras proporcionam maior retenção e estabilidade e ajudam a esplintar os pilares, o que permite uma melhor distribuição da força.

As barras podem ser de 3 tipos:

i.   Retentores diretos, como os sistemas de barras Hader ou Dolder

ii. Incorporados na barra, tais como os acessórios de barra Locator ou Clix.

iii. Acessórios de desvio, como o Plunger Loc, Sagix ou Vertix.

i) Retenções diretas

a. Barra e clipe Hader [65, 66]

Nos anos 60, Helmut Hader desenvolveu o sistema de barra e cavalete Hader. English, Donnel e Staubli modificaram o sistema em 1992 para formar o sistema Hader EDS. O sistema original tinha uma altura de 8,3 mm, enquanto o sistema EDS tinha uma altura de 3 mm, o que o torna útil para ser utilizado em áreas com espaço limitado. O clip oferece diferentes graus de retenção e uma rotação de 20 graus do clip melhora a flexibilidade do sistema.

Os clipes codificados por cores permitem quatro retenções diferentes (Fig. 7.7):

Amarelo - fornece uma retenção padrão de aproximadamente 800g

Branco - proporciona uma retenção reduzida de cerca de 600g

Vermelho - proporciona uma maior retenção de cerca de 1000g

Azul - tem um diâmetro interno reduzido e é utilizado para barras gastas

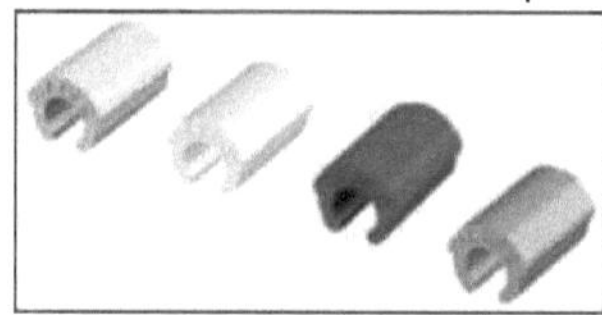

Fig. 7.7: Códigos de cores diferentes para clips de barras

Fonte: *https://preat.com/attachment_systems/overdenture-bars/*

Este sistema permite o movimento em duas direcções e pode ser o movimento de prótese PM-0 ou PM-2 (Fig. 7.8). A rotação do clip ajuda a compensar a resiliência do tecido mole em cerca de 0,5-1 mm na mandíbula, enquanto o maxilar tem um tecido mais resiliente e móvel, pelo que é necessário um maior movimento do clip (Fig. 7.9).

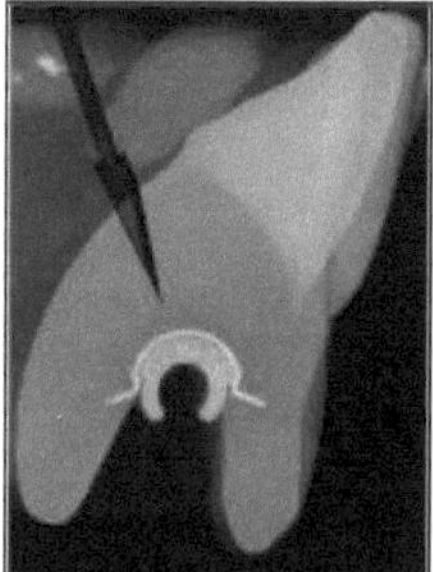

Fig. 7.8: O clipe Hader com encapsulador de barra permite o movimento em 2 direcções

Fonte: *Misch CE. Prótese sobre implantes dentários. 2ª ed. Amesterdão, Holanda: Elsevier Health Sciences; 2015.*

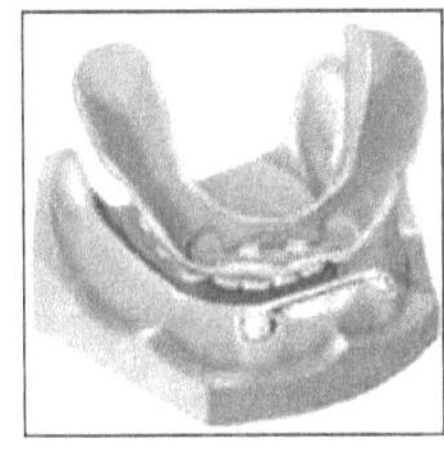

Fig. 7.9: Superfície de tecido da prótese com clips de hader

Fonte: *https://preat.com/attachment_systems/overdenture-bars/*

As caixas metálicas Hader podem ser de 2 tipos (Fig. 7.10)

1. Caixa metálica de alinhamento - tem uma ranhura paralela na parte superior para assegurar um percurso paralelo de inserção e extração. Tem 4,2 mm de largura e 1,5 mm de altura.

2. Caixa metálica tradicional - não tem ranhuras na parte superior. Tem 5 mm de largura e 1,2 mm de altura.

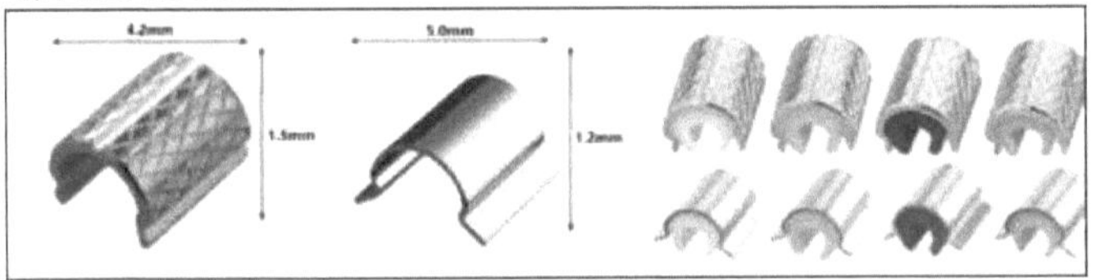

Fig. 7.10: Alinhamento e caixas metálicas tradicionais

Fonte: *https://preat.com/attachment_systems/overdenture-bars/*

b) Barra Preci (Dolder) (Fig. 7.11, Fig. 7.12)

Este sistema foi desenvolvido pelo Dr. E.J. Dolder da Suíça. Pode ser oval ou em forma de pera, o que determina a resiliência da prótese.

A barra oval/em forma de U é rígida e ajuda a proporcionar o máximo apoio e estabilidade, enquanto a barra em forma de pera é resiliente e permite movimentos de rotação e verticais.

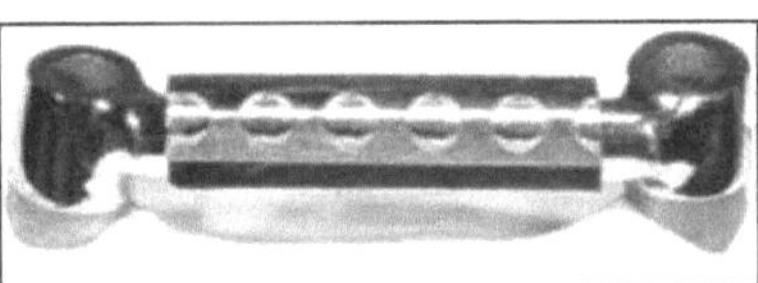

Fig. 7.11: Barra de perfuração

Fonte: *https://preat.com/attachment_systems/overdenture-bars/*

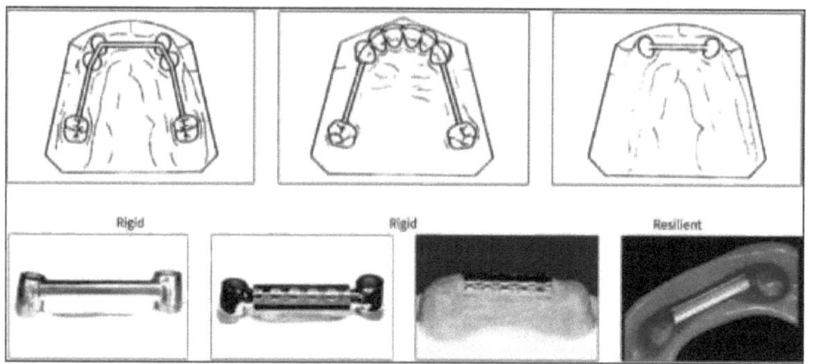

Fig. 7.12: Diferentes barras de dolder

Fonte: *https://preat.com/attachment_systems/overdenture-bars/*

11) Incorporado na barra

a) Fixação da barra de localização (Fig. 7.13, Fig. 7.14)

Inclui a caraterística de auto-alinhamento, durabilidade duradoura, melhor retenção e perfil de fixação baixo. Podem ser perfurados e roscados na barra, soldados a laser ou fundidos na barra. O design perfurado, roscado e roscado ajuda a obter uma capacidade de recuperação total com uma altura de fixação total de 2,5-2,75 mm

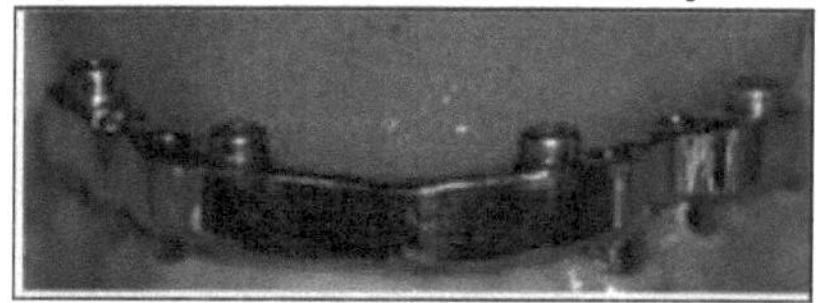

Fig. 7.13: Fixações de barras localizadoras colocadas intra-oralmente

Fonte: *https://preat.com/attachment_systems/overdenture-bars/*

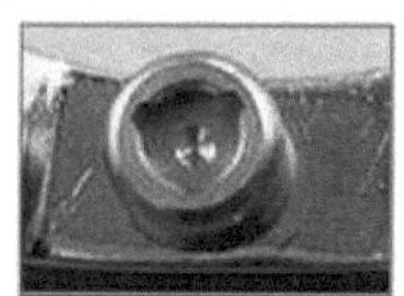

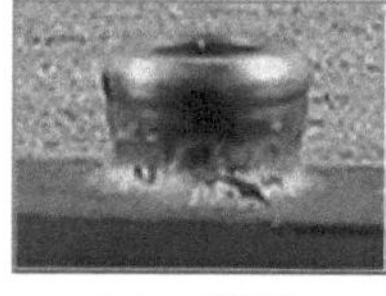

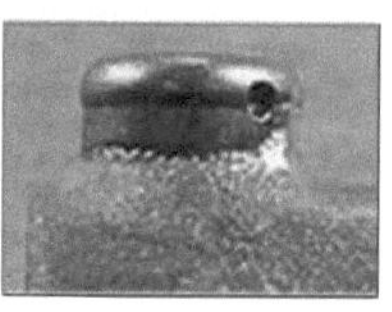

Perfurar e roscar Soldadura a laser Fundida

Fig. 7.14: Diferentes métodos de utilização da fixação da barra localizadora

Fonte: *https://preat.com/attachment_systems/overdenture-bars/*

Para uma recuperação total, pode simplesmente **perfurar, roscar e enroscar** a nova fêmea da barra localizadora na barra de implante concluída. A broca de barra de 1,7 mm e o macho de barra de 2,0 mm são utilizados para criar o local roscado numa barra de titânio ou num molde

barra de liga metálica (Fig. 7.15).

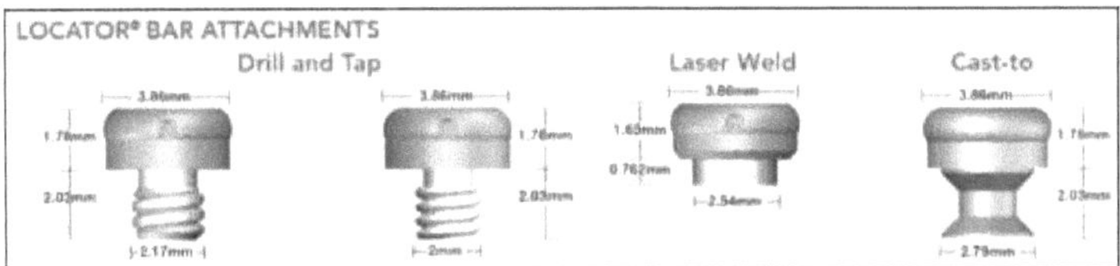

Fig. 7.15: Dimensões da fixação da barra de localização

Fonte: *https://preat.com/attachment_systems/overdenture-bars/*

b) Acessório Clix Ball[65] **(Fig. 7.16)**

Esta conceção permite o encaixe da esfera a toda a volta para aumentar a área de retenção, com a vantagem adicional de um clique audível e de um menor desgaste do componente feminino, exigindo assim uma menor substituição de componentes (Fig. 7.17).

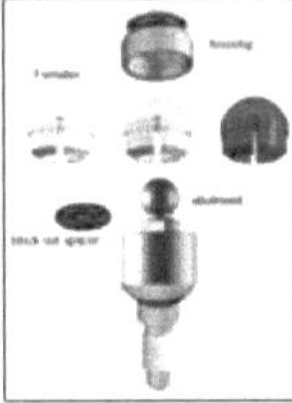

Fig. 7.16: Fixação da bola Clix

Fonte: *https://preat.com/attachment_systems/overdenture-bars/*

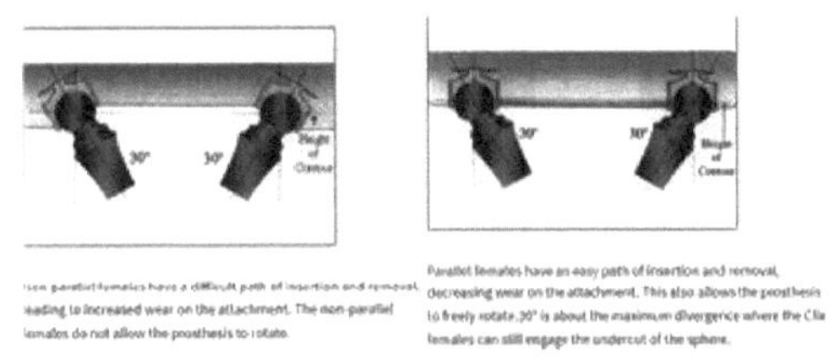

Fig. 7.17: Correção da angulação com o acessório clix ball

Fonte: *https://preat.com/attachment_systems/overdenture-bars/*

Este sistema de fixação permite flexibilidade, redução das forças, ao mesmo tempo que permite o melhor alinhamento e proporciona uma boa acessibilidade higiénica. Pode corrigir angulações até 60°.

Inserções de fixação (Fig. 7.18)

Os encaixes utilizados com os encaixes clix ball têm um corte seccional que ajuda a fêmea a encaixar na parte inferior da esfera, flexionando-se sobre a altura do contorno. São codificados por cores consoante a quantidade de retenção:

Branco - proporciona uma retenção reduzida de cerca de 1,7 lbs **Amarelo** - proporciona uma retenção normal de cerca de 2,5 lbs **Vermelho** - proporciona uma retenção aumentada de cerca de 3,3 lbs

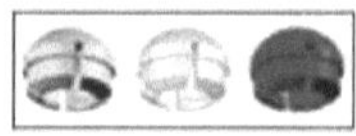 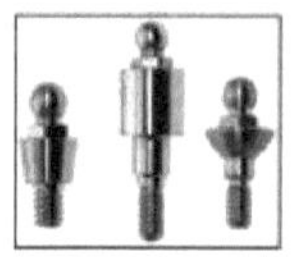

Fig. 7.18: Inserções de fixação do acessório clix ball

Fonte: *https://preat.com/attachment_systems/overdenture-bars/*

3. Clipe de Ackermann

É também um tipo de fixação de barra e clipe que permite o movimento livre da prótese. Ajuda a seguir a curvatura vertical e antero-posterior da crista, ajustando os contornos da barra e é, por isso, adequada para arcadas quadradas e curvas. O espaçador presente ajuda a permitir o movimento vertical e rotacional da prótese. Possui 2 tipos de clipes:

i) Clips BL Ackermann

Possui extensão lateral com cavalete ajustável para a incorporação de resina acrílica. Está disponível em ouro e aço inoxidável e tem 3,5 mm de altura.

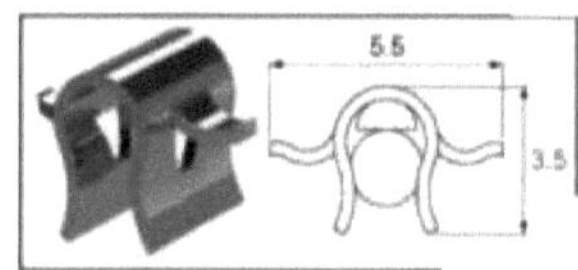

ii) Ackermann MD Clips

Possui inserções oclusais para incorporação de resina acrílica. Também está disponível em ouro e aço inoxidável e tem 3,7 mm de altura.

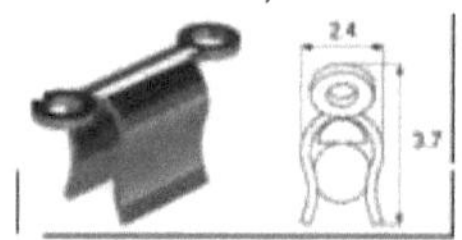

c. Complicações da sobredentadura maxilar

• Aprisionamento de alimentos sob a sobredentadura.

• Fala prejudicada quando o palato é em forma de ferradura. Para evitar esta situação, deve ser fornecida uma cobertura palatina completa ou pode ser efectuada uma marcação do molde.

• O implante deve ser colocado ligeiramente palatino, caso contrário irá interferir com a disposição dos dentes anteriores e, nestes casos, deve ser utilizada uma barra de perfil baixo.

II. OBRIGATÓRIO [3]

Foi proposto um total de 5 opções de sobredentadura para a mandíbula, tendo sido descritas em pormenor no capítulo 6.

a) **Opção de sobredentadura 1 (OD-1)**
b) **Opção de sobredentadura 2 (OD-2)**
c) **Opção de sobredentadura 3 (OD-3)**
d) **Opção de sobredentadura 4 (OD-4)**
e) **Opção de sobredentadura 5 (OD-5)**

As vantagens da sobredentadura **com implantes em relação à prótese fixa são**

1. São necessários menos implantes numa restauração RP-5 em comparação com uma restauração fixa.
2. É necessário menos enxerto ósseo antes do tratamento, uma vez que são colocados menos implantes.
3. Colocação de implantes menos específica quando comparada com uma restauração fixa.
4. Estética melhorada devido à inclusão do rebordo labial.
5. Cobertura de tecido mole substituída por acrílico.
6. Melhoria da sondagem periimplantar nas visitas de acompanhamento, uma vez que é possível efetuar uma melhor manutenção da higiene.
7. Redução da tensão no sistema de implantes.
8. A parafunção nocturna não é prejudicial, uma vez que a prótese é retirada durante a noite.
9. Baixo custo em comparação com a restauração fixa.
10. Reparação fácil em comparação com a prótese fixa.

As desvantagens da sobredentadura são:
1. Psicológico, uma vez que o doente continua a ter de retirar a prótese à noite.
2. É necessário um espaço maior em altura da coroa para incorporar os acessórios.
3. É necessária uma manutenção a longo prazo.
4. Os acessórios desgastam-se com o tempo e, por isso, têm de ser mudados frequentemente.
5. Poderá ser necessário um novo revestimento, o que é mais comum nas próteses RP-5.
6. Pode ser necessária uma nova prótese a cada 7 anos
7. Perda óssea posterior contínua na prótese RP-5
8. A impactação de alimentos sob a prótese é comum

7 Considerações sobre o material para restaurações de arcada completa

Estão disponíveis vários materiais para restaurar o paciente completamente desdentado. Com os novos avanços, estão a ser adicionadas mais combinações de materiais à lista, sendo os mais antigos obsoletos, embora existam provas de que um material é melhor do que o outro.

<u>Materiais que podem ser utilizados para fabricar uma estrutura</u> (67,68,69,70,71)

1. Resina acrílica colada ou fresada em titânio
2. Crómio-cobalto fresado
3. Zircónio:
   i. Monolítico
   ii. Mínimo de camadas
   iii. Desenho híbrido com estrutura de zircónia e coroas cimentadas individualmente (dissilicato de lítio ou zircónia)
4. Polímeros de alto desempenho - PEEK
5. Prótese híbrida de compósito inteligente
6. MultiCOM

1. Resina acrílica colada ou fresada em titânio

A conceção da estrutura mudou significativamente desde a transição da estrutura de ouro para a estrutura de titânio. O titânio tem uma fina camada passiva de óxido e, por isso, tem boa resistência à corrosão e biocompatibilidade. Quando se utiliza a técnica convencional de cera perdida para o fabrico da estrutura, existe sempre o risco de distorção e porosidade, que pode ser gerido eficazmente pela técnica CAD/CAM, que ajuda efetivamente a manter o ajuste passivo da prótese com falhas biológicas e técnicas semelhantes às das técnicas de fabrico convencionais.

Ao conceber um quadro, é necessário ter em conta alguns parâmetros, tais como

- Volume suficiente para a resistência
- Acesso adequado para a higiene oral
- Exposição mínima de metal
- Retenção para acrílico
- Espaço adequado para a resina acrílica
- Resistência adequada na secção em consola
- Atenção à área da secção transversal

Foram propostos dois tipos principais de estruturas para suportar os dentes de resina acrílica.

1. **Desenho minimalista da estrutura** - a resina acrílica é enrolada em torno da barra a 360 graus, incluindo a superfície do entalhe. Este tipo de desenho é fácil de revestir, mas a longevidade da prótese em termos de biomecânica é questionável devido ao aumento de falhas da estrutura relatado em vários estudos.

2. **O desenho da barra em forma de I ou L** - este desenho maximiza a rigidez e, devido ao desenho da estrutura, é necessária uma menor quantidade de material numa dimensão, podendo conseguir-se um espaço adequado e a retenção da resina acrílica, o que proporciona uma espessura adequada na área do cantilever. No entanto, este desenho tem sido relatado com fracturas repetidas de dentes, desgaste dos dentes da prótese no maxilar anterior e delaminação da resina acrílica.

Estes problemas são mais frequentes em doentes com sinais de bruxismo, o que leva a um desgaste excessivo dos dentes posteriores que afecta a aplicação de força na região anterior do maxilar, levando a fracturas.

3. Estes danos podem ser evitados alargando a estrutura na superfície oclusal, o que pode ser conseguido através de procedimentos de corte selectivos e controlados que permitam uma fresagem de cópia precisa. A fresagem de acrílico à volta de uma estrutura de titânio embutida utilizando acrílico monolítico policromático também pode ser efectuada e é eficaz tanto em situações de força elevada como de força reduzida. Este método ajuda a evitar a delaminação dos dentes e a fratura do material de revestimento de resina acrílica, mas é necessária mais investigação (Fig. 8.1-8.4).

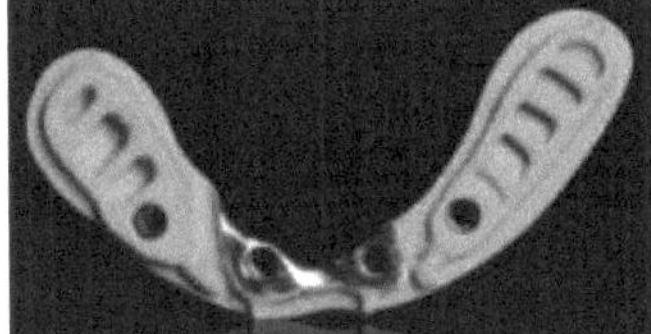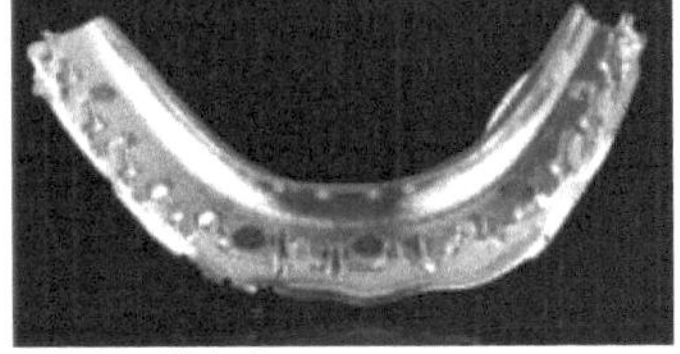

Fig. 8.1: Armação de ouroFig . 8.2: Armação de titânio

Fonte: *Jivraj S, Rawal S. Material Considerations for Full-Arch Implant- Supported Restorations (Considerações sobre materiais para restaurações suportadas por implantes de arcada completa). Em Graftless Solutions for the Edentulous Patient 2018 (Soluções sem enxertos para o paciente desdentado) (pp. 189-211). Springer, Cham.*

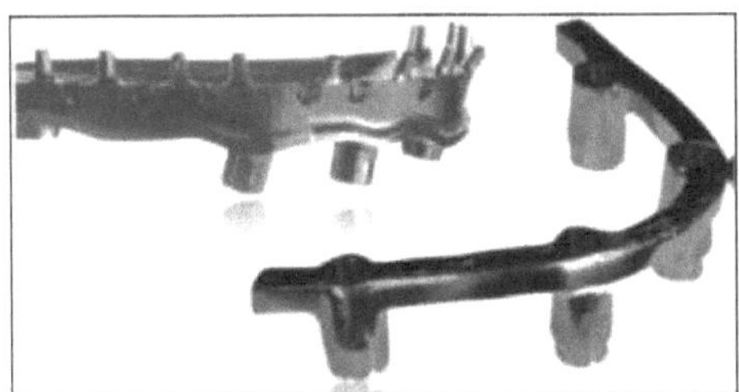

Fig. 8.3: Estrutura envolvente e em forma de L

Fonte: *Jivraj S, Rawal S. Material Considerations for Full-Arch Implant- Supported Restorations (Considerações sobre materiais para restaurações suportadas por implantes de arcada completa). Em Graftless Solutions for the Edentulous Patient 2018 (Soluções sem enxertos para o paciente desdentado) (pp. 189-211). Springer, Cham.*

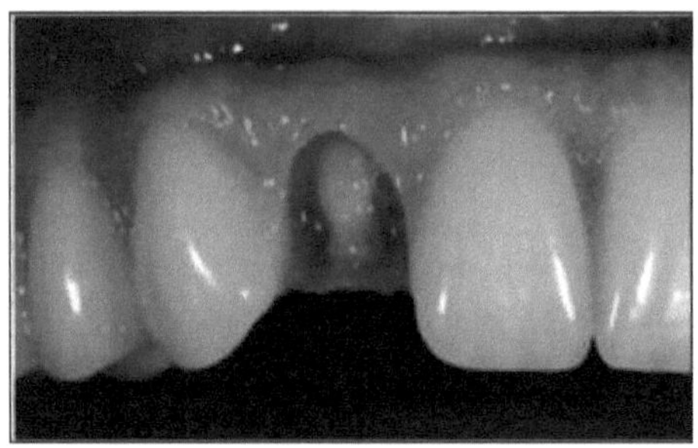

Fig. 8.4: Fratura de um dente de resina acrílica de uma estrutura de titânio
Fonte: *Jivraj S, Rawal S. Material Considerations for Full-Arch Implant- Supported Restorations (Considerações sobre materiais para restaurações suportadas por implantes de arcada completa). Em Graftless Solutions for the Edentulous Patient 2018 (Soluções sem enxertos para o paciente desdentado) (pp. 189-211). Springer, Cham.*

Acrílico tradicional com subestrutura de titânio (Fig. 8.5):

■ Esta restauração é fabricada utilizando uma estrutura de titânio concebida para se fundir com a interface do implante e tem um design retentivo que acomoda a aderência de dentes acrílicos e de próteses.

■ Mancha com o passar do tempo, mas pode ser facilmente limpo e polido.

■ Esta prótese é feita de base acrílica curada; os dentes podem ser deslocados e facilmente reparados.

■ O acrílico é geralmente mais barato e mais leve,

■ Desgastam-se mais rapidamente do que os dentes naturais, mas não provocam o desgaste dos dentes naturais opostos.

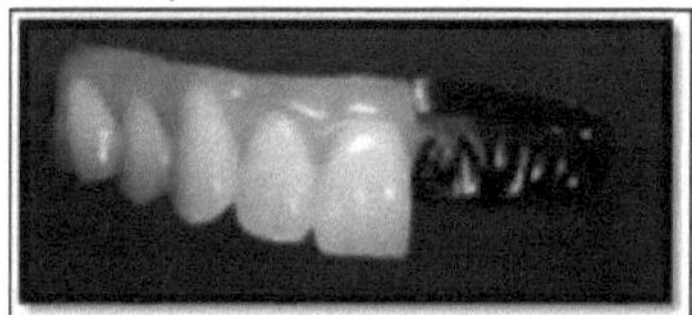

Fig. 8.5: Acrílico tradicional com estrutura de titânio
Fonte: *https://burbankdental.com/all-on-4-hybrid-treatment-options/*

2. Cobalto-crómio fresado (Fig. 8.6, Fig. 8.7)

O crómio-cobalto tem sido utilizado como o material de eleição para o fabrico de estruturas devido à sua força de ligação à porcelana. A ligação química, as forças de van der Waal e o encravamento mecânico contribuem para a ligação da porcelana ao crómio-cobalto. O desenho da estrutura fresada de cromo-cobalto ajudou a ultrapassar os problemas tradicionais associados à estrutura, como o ajuste, a ligação e a corrosão. A estrutura fresada é depois revestida com porcelana para fabricar a restauração de porcelana fundida com metal. Os dentes de cerâmica ajudam a obter um melhor aspeto estético quando comparados com a resina acrílica. O desenho CAD/CAM permite um melhor desenho da estrutura no que respeita à passividade e à espessura da cerâmica. A ligação da cerâmica à estrutura também é melhor, juntamente com uma menor flexão da extensão do cantilever. A tecnologia aditiva de fusão selectiva a laser ajuda a produzir estruturas mais duras e rígidas em comparação com as estruturas fundidas e fresadas.

Indicação: A estrutura de Cobalto-Crómio deve ser preferida quando o CHS é inferior a 15 mm e é necessário um cantilever posterior devido à resistência do material.

A desvantagem desta técnica é a necessidade de uma fresadora industrial e de uma máquina de sinterização, bem como de um técnico dentário qualificado, e o peso da prótese é superior.

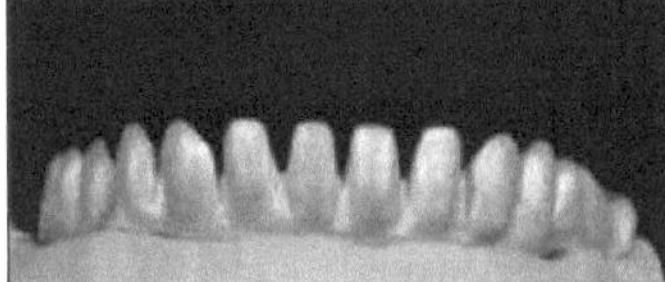 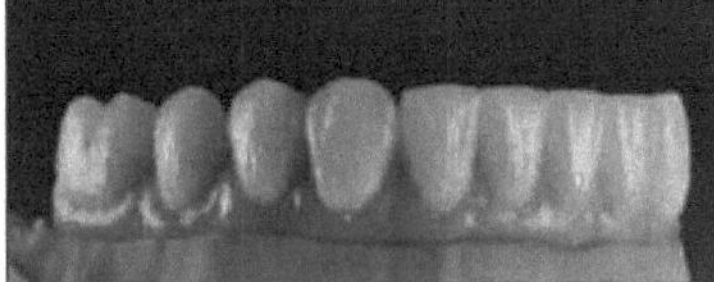

Fig. 8.6: Cópia do cobalto fresadoFig . 8.7: Cobalto pronto

estrutura do crómio

Fonte: *Jivraj S, Rawal S. Material Considerations for Full-Arch Implant- Supported Restorations (Considerações sobre materiais para restaurações suportadas por implantes de arcada completa). Em Graftless Solutions for the Edentulous Patient 2018 (Soluções sem enxertos para o paciente desdentado) (pp. 189-211). Springer, Cham.*

3. Zircónio (Fig. 8.8, Fig. 8.9)

Nos últimos anos, a zircónia provou ser o material de restauração de eleição para próteses totalmente suportadas por implantes, especialmente em pacientes com espaço de restauração limitado, devido à sua maior resistência e menor desgaste da dentição oposta em comparação com a porcelana. Alguns estudos concluíram que a zircónia é um material autocurativo, uma vez que ajuda a evitar a propagação de fissuras através da reparação da sua estrutura cristalina.

As considerações de design para uma estrutura de zircónia incluem:

i.   Dimensões máximas do conetor tanto a nível oclusal-gengival como a nível bucal-lingual.

ii.   O comprimento do cantilever vestibular e distal deve ser minimizado.

iii.   Contacto oclusal ligeiro na região do cantilever.

iv.   A espessura da estrutura à volta do implante mais distal, especialmente na extensão do cantilever, deve ser mantida.

v.   A estrutura deve ser bem polida.

vi.   O ajuste deve ser mantido no mínimo após a sinterização para preservar a resistência e evitar falhas de envelhecimento na presença de saliva.

vii.   A possibilidade de recuperação da estrutura deve ser planeada de modo a tratar quaisquer problemas relacionados com o implante.

viii. Os componentes de titânio podem ser fundidos ou cimentados no pilar de zircónio, o que permite o contacto de titânio com titânio na interface implante-pilar.

Vantagens

Melhor estética e biocompatibilidade e boa resistência do material, proporcionando assim uma excelente resistência ao desgaste na área posterior e, por conseguinte, a sua utilização crescente no fabrico de restaurações. Também pode ser utilizado como estrutura em restaurações folheadas ou de contorno completo devido à sua elevada resistência à flexão, no entanto, as provas científicas para a sua utilização como material de estrutura são limitadas.

Desvantagem

As restaurações de maior opacidade e menos volumosas têm uma resistência reduzida.

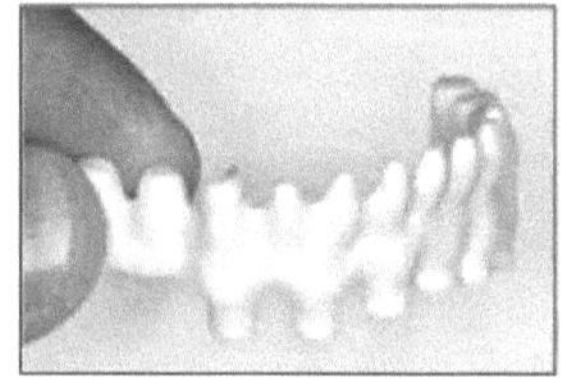 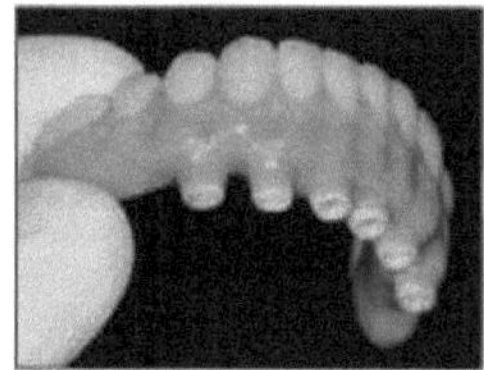

Fig. 8.8: Estrutura de zircónio para prótese híbrida Fig. 8.9: Prótese híbrida com estrutura de zircónio e material de revestimento de porcelana
Fonte: *Jivraj S, Rawal S. Material Considerations for Full-Arch Implant-Supported Restorations (Considerações sobre materiais para restaurações suportadas por implantes de arcada completa). Em Graftless Solutions for the Edentulous Patient 2018 (Soluções sem enxertos para o paciente desdentado) (pp. 189-211). Springer, Cham.*

A estrutura de zircónio pode ser:

i.   Monolítico
ii. Mínimo de camadas
iii. Desenhos híbridos com coroas individuais de dissilicato de lítio ou zircónia

a. *i. Monolítico*

A estrutura monolítica de contorno completo pode ser utilizada em doentes, mas faltam dados baseados em provas, pelo que a seleção de casos deve ser feita cuidadosamente.

O Zir. MAX. M® Hybrid é uma das restaurações mais estéticas e duradouras para o paciente edêntulo. Apresenta uma resistência à flexão de até 1200 MPa (Fig. 8.10)

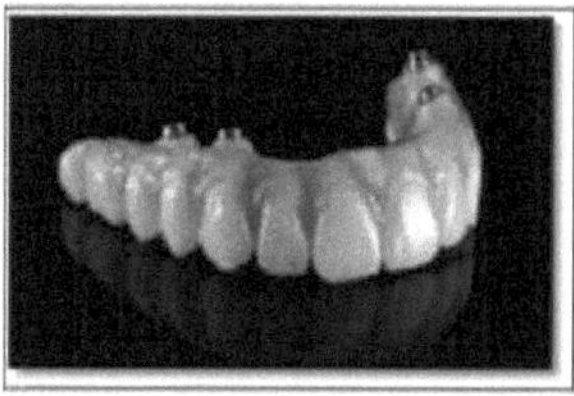

Fig. 8.10: Zir. MAX. M® Híbrido
Fonte: *https://burbankdental.com/all-on-4-hybrid-treatment-options/*

b. ii. Minimamente em camadas (Fig. 8.11 - Fig. 8.14)

A estrutura de zircónia com camadas mínimas ajuda a obter resistência e estética máxima, no entanto, a camada de facetas sem suporte tem um elevado risco de lascar.

Isto pode ser gerido de forma eficaz utilizando zircónia monolítica como material de estrutura na área molar e aplicando minimamente camadas na superfície vestibular para obter vantagens estéticas. Outra alternativa que pode ser feita é que o material de estratificação/ revestimento deve ser adequadamente suportado pela estrutura de zircónia, especialmente nas áreas de cúspide e outras áreas anatómicas. Estudos referem que a porcelana de revestimento actua como um elo fraco em todas as restaurações, quer sejam revestidas a zircónio ou em restaurações PFM, pelo que a porcelana de revestimento deve ser sempre bem suportada para evitar lascas. A resistência à flexão da zircónia isolada e da zircónia fundida com porcelana também é diferente. A utilização da estrutura de zircónia para a extensão do cantilever foi relatada, no entanto, existe literatura limitada sobre a taxa de sucesso de tal desenho de prótese

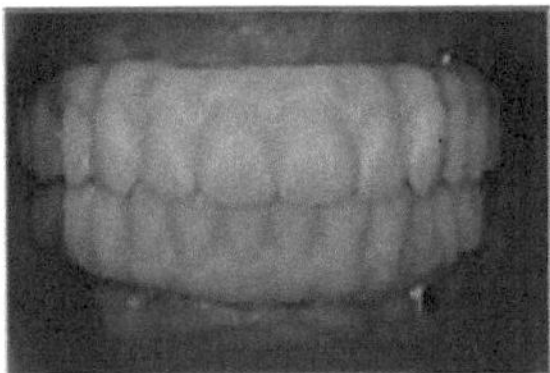 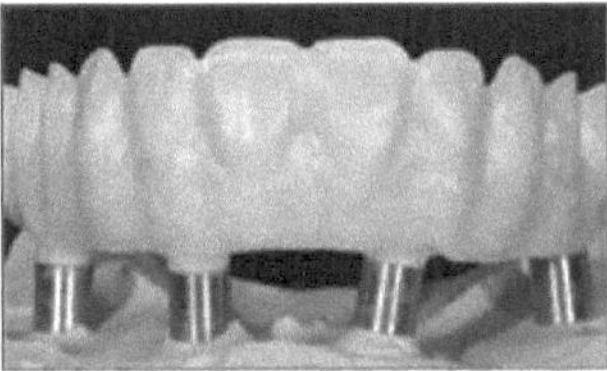

Fig. 8.11: Protótipo de resina acrílica experimentado na boca do paciente para oclusão e contactos

Fig 8.12: Após o corte, o protótipo é digitalizado e fresado em zircónio Fonte: *Jivraj S, Rawal S. Material Considerations for Full-Arch Implant- Supported Restorations (Considerações sobre o material para restaurações suportadas por implantes de arcada completa). InGraftless Solutions for the Edentulous Patient 2018 (pp. 189-211). Springer, Cham.*

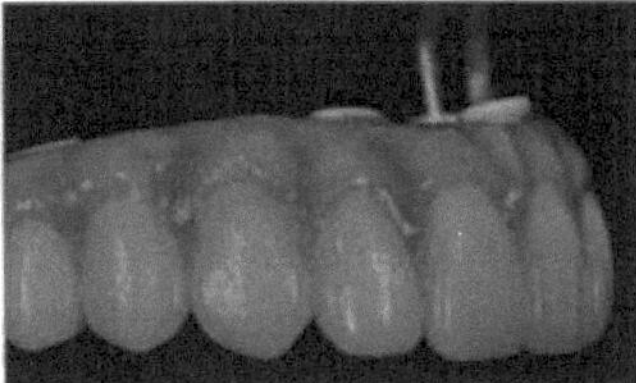 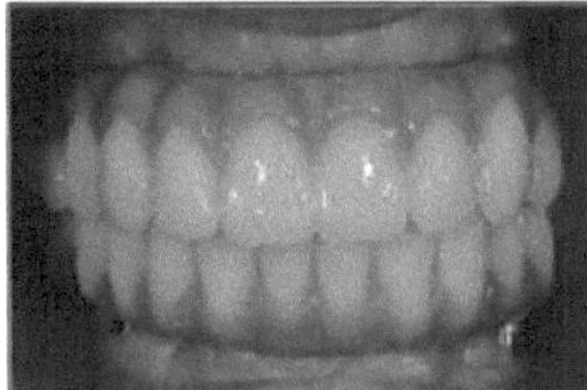

Fig 8.13: Cerâmica minimamente aplicada Fig 8.14: Restaurações de zircónia minimamente estratificadas Fonte: *Jivraj S, Rawal S. Material Considerations for Full-Arch Implant- Supported Restorations (Considerações sobre materiais para restaurações suportadas por implantes de arcada completa). Em Graftless Solutions for the Edentulous Patient 2018 (Soluções sem enxertos para o paciente desdentado) (pp. 189-211). Springer, Cham.*

iii. Desenhos híbridos com coroas de cerâmica cimentadas individualmente (Fig. 8.15 - Fig. 8.17)

A trajetória de acesso deve ser colocada idealmente num local favorável para facilitar a remoção fácil para fins de higiene; no entanto, isto nem sempre é possível devido às limitações anatómicas. Nalguns casos, os pilares angulados são úteis, mas nem sempre. Tais situações podem ser geridas através de um híbrido entre a estrutura monolítica e as restaurações cimentadas individuais.

As vantagens de um restauro deste tipo são:

• Estética significativamente melhorada, uma vez que as restaurações são cimentadas individualmente, o que resulta num melhor perfil interproximal.

- Estabilização da arcada cruzada dos implantes devido à esplintagem e, consequentemente, melhor distribuição do stress.
- As complicações de restauração podem ser tratadas facilmente.

Vários materiais, como metais nobres e metais comuns, podem ser fundidos ou fresados para serem utilizados como estrutura que, juntamente com cerâmica, compósitos e acrílico utilizados como material de estratificação, ajudam a produzir a prótese híbrida sobre a qual as coroas individuais podem ser cimentadas.

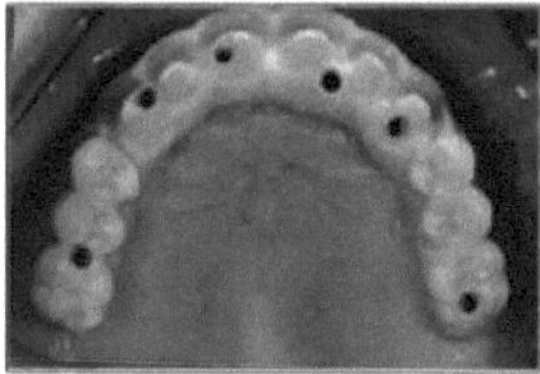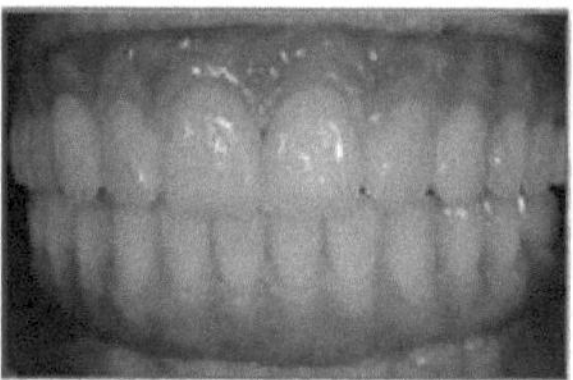

Fig. 8.15: Estrutura híbrida com orifícios de acesso para parafusos que não tem de estar no local ideal

Fig. 8.16: Restauração maxilar de zircónia híbrida com coroas individuais

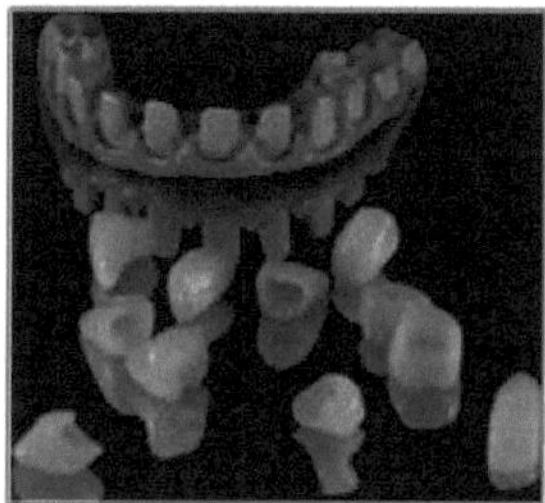

Fig. 8.17: Prótese de implante fixa de arcada completa com coroas de dissilicato de lítio individualizadas

4. Polímeros de alto desempenho (HPP): Polieteretercetona (PEEK)[72,73,74] (Fig. 8.18 - Fig. 8.20)

Este material ajuda a reduzir o stress transferido para a junção osso-implante devido à sua propriedade de absorção de choques, uma vez que o seu módulo de elasticidade é inferior ao do titânio, mas tem espessura suficiente para se manter rígido. Todas estas propriedades, juntamente com a resistência e a excelente biocompatibilidade, fazem com que o PEEK seja utilizado como material de restauração a longo prazo.

A Bredent é uma empresa que fornece BioHPP, que é um material de estrutura reforçada à base de PEEK.

- É compatível com a tecnologia digital (CAD/CAM) ou pode ser fabricado de forma convencional com a técnica de moldagem por cera perdida.
- Pode ser utilizado tanto em próteses fixas como em próteses removíveis
- Prótese fixa - nas regiões anterior e posterior
- Prótese removível - com coroas telescópicas e como ponte **Vantagens**
- Elevada resistência e estabilidade
- Prótese leve

- Pode ser personalizado
- Fácil de processar
- Capacidade de ser triturado como a dentina
- Gestão gengival óptima
- Sensação natural na boca e durante a mastigação
- Boa estética
- Pode ser efectuado um restauro imediato e um tratamento único
- Pode ser utilizado como material protético permanente

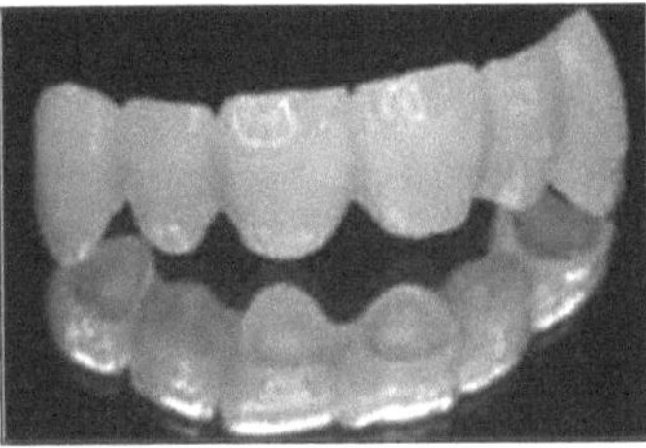
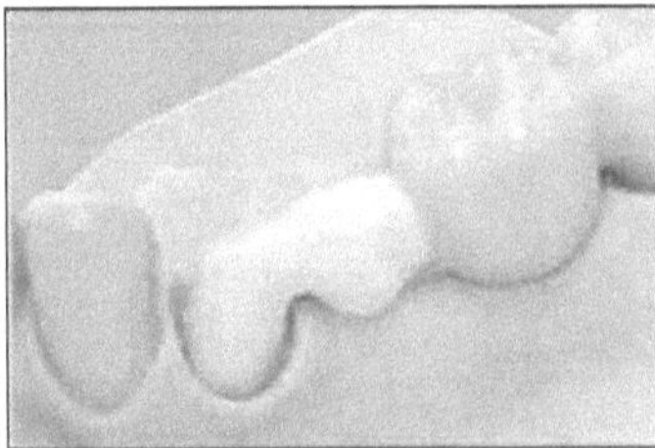

Fig 8.18: Restauração fixa anterior e posterior utilizando PEEK Fonte: *Catálogo Bredent®.*

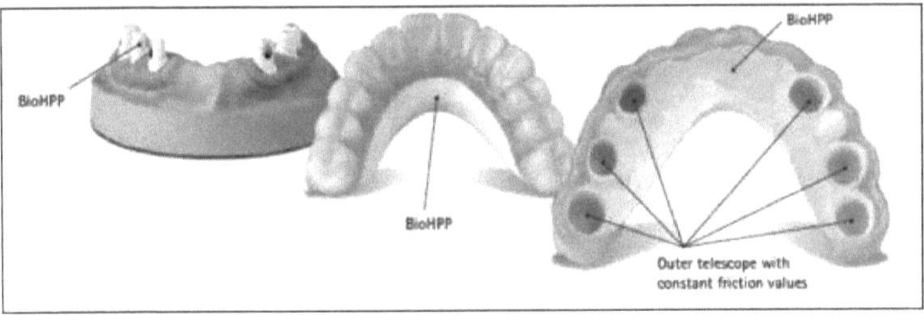

Fig 8.19: Restauração removível telescópica fabricada com PEEK Fonte: *Catálogo da Bredent®.*

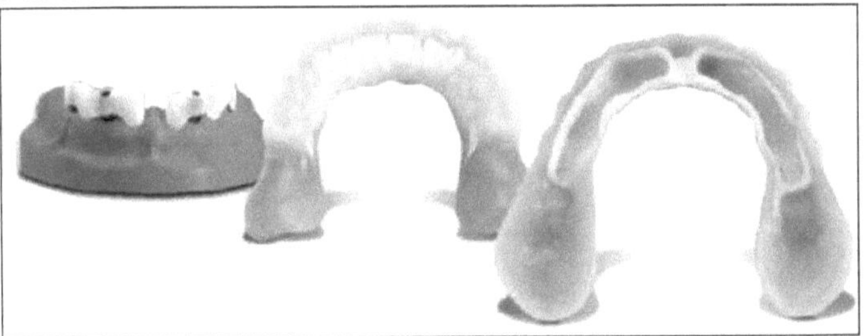

Fig. 8.20: Restauração removível em ponte fabricada com PEEK Fonte: *Catálogo da Bredent®.*

5. Prótese híbrida Smart Composite (Fig. 8.21)

- Uma abordagem única dentro da categoria de restaurações híbridas fixas é o Smart Composite, que é uma combinação de Co/Cr fresado e compósito monolítico fresado.
- Metal forte e rígido ligado a um compósito híbrido resiliente.

- Altamente polível, pode ser reparado na boca.
- Leve em comparação com a zircónia
- Desgaste aproximadamente ao mesmo ritmo que os dentes naturais.

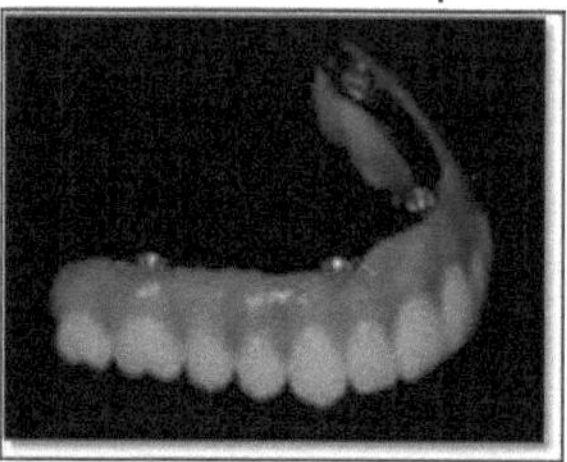

Fig. 8.21: Prótese híbrida de compósito inteligente

Fonte: *https://burbankdental.com/all-on-4-hybrid-treatment-options/*

6. MultiCOM [72]

Este é o novo material composto por um compósito colorido que é utilizado para o fabrico de próteses dentárias e é amplamente utilizado juntamente com a estrutura BioHPP como coroas individuais. Tem um tempo de utilização de 2 anos.

Composição:

- Polimetilmetacrilato
- Cargas cerâmicas > 20%

A matriz de resina PMMA orgânica está integrada com partículas de carga inorgânica (cerâmica) que ajudam a aumentar a força, a resistência ao desgaste e são vantajosas para a moagem a seco e a húmido.

Vantagens

- Tem um tempo de utilização de aproximadamente 2 anos, pelo que pode ser utilizado eficazmente para próteses temporárias e para fases de regeneração mais longas.
- Tem uma coloração policromática e, por isso, ajuda a produzir restaurações altamente estéticas e pode ser utilizado eficazmente na região anterior.
- Os blocos são policromáticos, pelo que são evitadas etapas laboratoriais adicionais de adição do material de revestimento.

Indicação

É adequado para o fabrico de coroas, pontes de curto alcance, inlays, onlays e como coroas e pontes para próteses suportadas por implantes.

a. Estrutura BioHPP com coroa MultiCOM (Fig. 8.22 - Fig. 8.26)

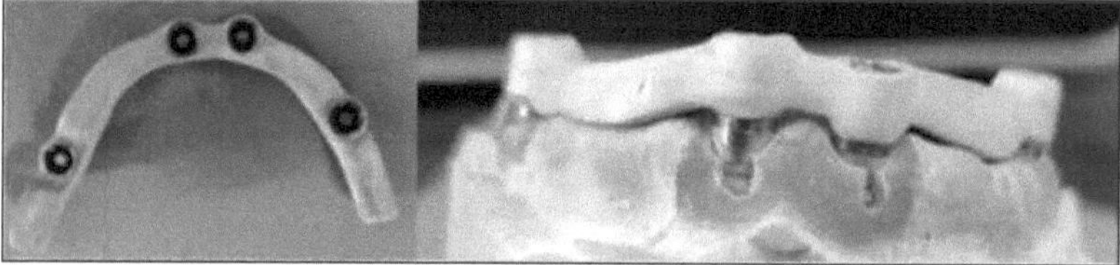

Fig. 8.22: Estrutura da BioHPP

Fonte: *https://photos.app.goo.gl/n32Ht5q6dCu3x6LG6*

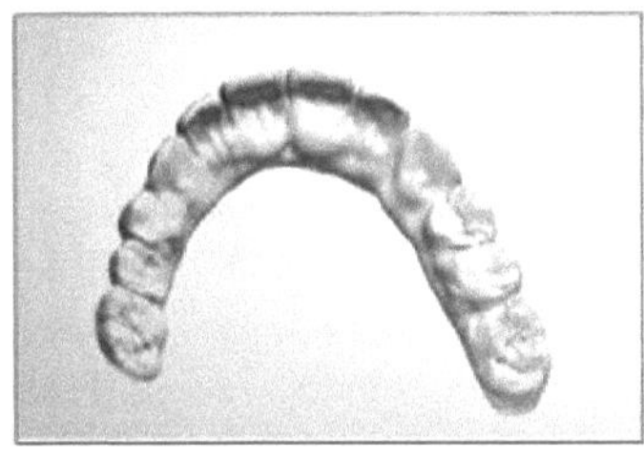 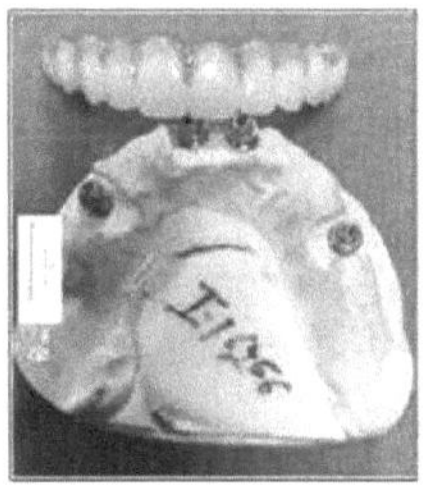

Fig 8.23: Dentes MultiCOM desenhados com o software 3- Shape Fig 8.24: Estrutura BioHPP com dentes MultiCOM
Fonte: *https://photos.app.goo.gl/n32Ht5q6dCu3x6LG6*

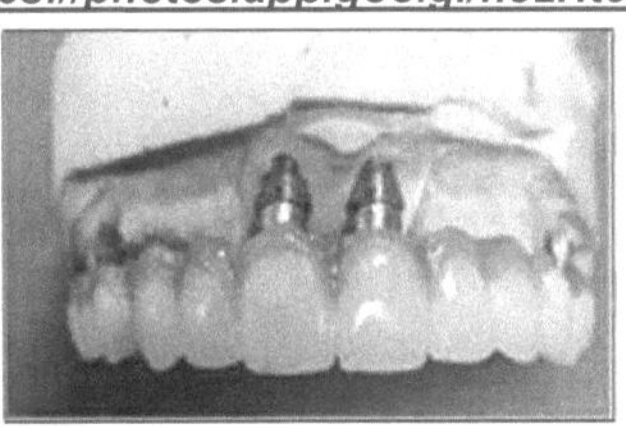 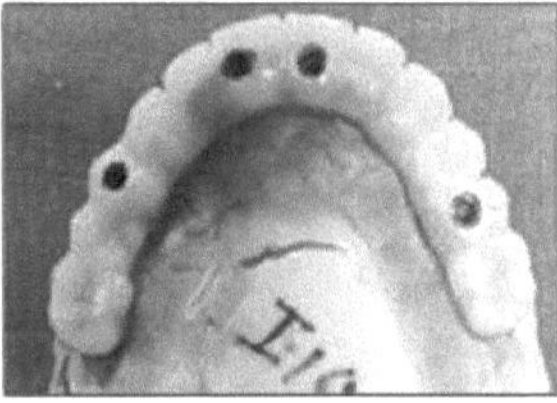

Fig 8.25: Estrutura BioHPP com dentes MultiCOM sobre molde Fonte: *https://photos.app.goo.gl/n32Ht5q6dCu3x6LG6*

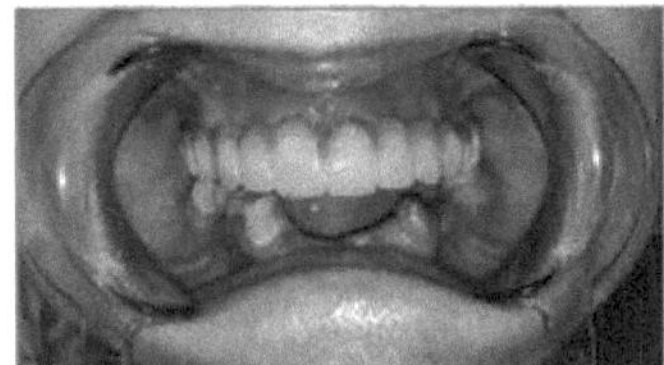 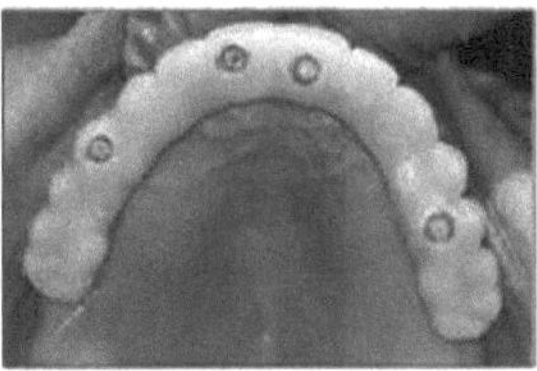

Fig. 8.26: Estrutura BioHPP com dentes MultiCOM na boca do paciente
Fonte: *https://photos.app.goo.gl/n32Ht5q6dCu3x6LG6*

8 Conclusão

A prótese suportada por implantes é a opção de tratamento mais utilizada para a substituição de dentes em falta, com uma elevada taxa de sucesso e conforto para o paciente. Os implantes podem ser utilizados para a substituição de um único dente em falta, de vários dentes e para maxilas e mandíbulas completamente desdentadas. Os implantes revolucionaram as opções protéticas convencionalmente disponíveis para a substituição de dentes em falta. O médico dentista deve ponderar os benefícios que a prótese tem para oferecer em termos de longevidade, eficácia e resultados estéticos. Com o desenvolvimento da tecnologia, o dentista tem muitas opções no seu arsenal e uma previsão do resultado da prótese utilizando as várias opções protéticas é muito crucial para o sucesso do tratamento. As restaurações suportadas por implantes oferecem várias vantagens em relação às restaurações fixas removíveis e convencionais, no entanto, quando utilizadas com restaurações removíveis, são responsáveis por uma melhor retenção, suporte e estabilidade da prótese. Os implantes oferecem a vantagem de preservação do osso, oclusão estável, melhor distribuição da carga e melhor saúde oral.

Os dentes anteriores desempenham um papel importante na estética, fonética, função e oclusão, pelo que todos estes factores têm de ser cuidadosamente avaliados durante a sua restauração. As limitações dos tecidos moles e duros impedem muitas vezes a utilização de próteses implanto-suportadas. No entanto, com o advento de protocolos cirúrgicos mais recentes, a melhoria dos materiais e do design permite-nos restaurar com êxito os dentes anteriores com uma estética óptima e uma elevada taxa de sucesso. O planeamento adequado do tratamento e a avaliação pré-tratamento ajudam a obter resultados de sucesso, mesmo quando faltam vários dentes.

Vários factores determinam a escolha da prótese implanto-suportada para a área edêntula. Os factores determinantes primários são a disponibilidade de osso, a disponibilidade do espaço mesio-distal e a quantidade de espaço interoclusal, enquanto os factores determinantes secundários são a idade do paciente, o suporte labial disponível para a prótese maxilar, a apresentação cosmética e as condições dos tecidos moles.

Com base no espaço disponível para a prótese, Misch classificou as opções protéticas em FP-1, FP-2, FP-3, RP-4 e RP-5. O número e a localização do implante são determinados pela disponibilidade de osso, enquanto a idade desempenha um papel crucial na determinação do tipo de prótese que deve ser colocada, por exemplo: um doente jovem terá maiores preocupações estéticas e necessitará de uma prótese que dure mais tempo, sendo também preferível uma prótese fixa que necessite de um maior número de implantes em comparação com um indivíduo mais velho. A quantidade de suporte labial e a exposição gengival de acordo com a linha de transição devem ser tidas em conta durante o planeamento da prótese maxilar. Todos estes factores em conjunto desempenham um papel crucial, pelo que devem ser considerados durante o planeamento do tratamento para o sucesso da prótese.

A opção adequada para cada paciente deve ser selecionada em função das condições anatómicas, da disponibilidade óssea, do CHS, da estética do paciente, da arcada oposta e do fator custo. O plano de tratamento e, por conseguinte, as opções de tratamento devem ser personalizados pelo paciente para obter o melhor resultado de tratamento. As técnicas mais recentes e avançadas também provaram ser benéficas em alguns pacientes e, por conseguinte, podem ser utilizadas eficazmente.

Existem também vários tipos de pilares disponíveis no mercado que são utilizados para reter uma restauração implanto-suportada. A escolha do pilar varia consoante o tipo de prótese utilizada, ou seja, fixa ou removível, a localização da restauração, ou seja, anterior ou posterior, os tecidos peri-implantares, a possibilidade de recuperação, etc. Podem ser pré-fabricados ou feitos à medida e estão disponíveis numa variedade de materiais. Também ajudam a moldar a gengiva durante a fase de cicatrização e, por conseguinte, desempenham um papel crucial no resultado estético global da prótese.

De acordo com o material utilizado no fabrico do pilar, está disponível uma grande variedade de pilares como o titânio, a zircónia e o pilar PEEK. O pilar de titânio é utilizado para substituir dentes nas regiões anterior e posterior do maxilar, mas o pilar de titânio dá uma tonalidade acinzentada ao tecido gengival cervical quando utilizado na zona estética com um biótipo gengival fino. Para evitar esta descoloração do tecido mole, pode ser utilizado o pilar de zircónio.

Nos capítulos anteriores foram discutidas várias opções e materiais protéticos que nos podem ajudar a planear uma restauração adequada para a prótese implanto-suportada, o que aumentaria a previsibilidade e a longevidade da restauração, aumentando assim o sucesso global do tratamento.

9 Bibliografia

1. Gowd MS, Shankar T, Ranjan R, Singh A. Considerações protéticas em próteses suportadas por implantes: Uma revisão da literatura. J Int Soc Prevent Communit Dent 2017;7:S1-7.0

2. Dr. Kanhaiya Gupta- Diagnóstico e planeamento do tratamento de implantes dentários: Uma abordagem organizada para o diagnóstico da seleção de implantes.

3. Carl E Misch: Próteses de implantes dentários.

4. Premnath K, Sridevi J, Kalavathy N, Nagaranjani P, Sharmila MR. Avaliação da distribuição de tensões em osso de diferentes densidades utilizando diferentes desenhos de implantes: uma análise tridimensional de elementos finitos. O Jornal da Sociedade Indiana de Dentisteria Protética. 2013 Dec;13(4):555-9

5. Pita MS, Anchieta RB, Barao VA, Garcia Jr IR, Pedrazzi V, Assungao WG. Plataformas protéticas em implantodontia. Jornal de Cirurgia Craniofacial. 2011 Nov 1;22(6):2327-31.

6. Simon H, Yanase RT. Terminologia para próteses sobre implantes. International ournal of Oral & Maxillofacial Implants. 2003 Jul 1;18(4).

7. Zarb G, Bolender C, Carlsson G (eds). Boucher's Prosthodontic Treatment for Edentulous Patients, ed 11. St Louis: Mosby, 1997.

8. https://www.researchgate.net/figure/ASA-Physical-Status-Classification-Sistema27_figl_293098432

9. Mericske-Stern R, Venetz E, Fahrlander F, Burgin W. Medições de força in vivo em implantes maxilares que suportam uma prótese fixa ou uma sobredentadura: um estudo piloto. The Journal of prosthetic dentistry. 2000 Nov 1;84(5):535-47.

10. Andersen E, Saxegaard E, Knutsen BM, Haan^s HR. Um estudo clínico prospetivo que avalia a segurança e a eficácia de implantes roscados de diâmetro estreito na região anterior do maxilar. Jornal Internacional de Implantes Orais e Maxilofaciais. 2001 Mar 1;16(2).

11. Attard NJ, Zarb GA. Tratamento protético com implantes do edentulismo parcial posterior: acompanhamento a longo prazo de um estudo prospetivo 2002.

12. Ku YC, Shen YF, Chang YM. Block-out antes da moldagem de recolha de uma sobredentadura com encaixes ERA. Journal of Prosthetic Dentistry. 2002 Jun 1;87(6):695.

13. Tada S, Stegaroiu R, Kitamura E, Miyakawa O, Kusakari H. Influência do desenho do implante e da qualidade do osso na distribuição da tensão/esforço no osso à volta dos implantes: uma análise de elementos finitos tridimensional. International Journal of Oral & Maxillofacial Implants. 2003 May 1;18(3).

14. Sadig WM. Técnica especial para a incorporação de attachments com uma sobredentadura de implante. The Journal of prosthetic dentistry. 2003 Jan 1;89(1):93-6.

15. Tawil G, Younan R. Avaliação clínica de implantes curtos de superfície maquinada seguidos durante 12 a 92 meses. Jornal Internacional de Implantes Orais e Maxilofaciais. 2003 Nov 1;18(6).

16. Chaimattayompol N, Arbree NS. Avaliar a limitação de espaço no interior de uma prótese completa para a colocação de implantes. The Journal of prosthetic dentistry. 2003 Jan 1;89(1):82-5.

17. Kreisler M, Behneke N, Behneke A, d'Hoedt B. Reabsorção da crista residual no maxilar edêntulo em pacientes com sobredentaduras mandibulares suportadas por implantes. Um estudo retrospetivo de 8 anos (Int J Prosthodont 2003;16:295-300.)

18. Philip S. Baker, e John R. Ivanhoe. Fabrico de um dispositivo oclusal para proteção de pilares de sobredentadura de implantes com encaixes O-ring (/ Prosthet Dent 2003;90:605-7).

19. Thomason JM, Lund JP, Chehade A, Feine JS Satisfação do paciente com overdentures de implantes mandibulares e próteses convencionais 6 meses após a entrega. (IntJProsthodont 2003;16:467-73).

20. Zinsli B, et al. Avaliação clínica de implantes IT de pequeno diâmetro: Um estudo prospetivo. Int J Oral Maxillofac Implants 2004; 19: 92 - 99.

21. Kent T. Ochiai, Brian H. Williams, Satoru Hojo, Russell Nishimura e Angelo A. Caputo Análise fotoelástica do efeito do suporte palatino em vários designs de sobredentaduras suportadas por implantes. J Prosthet Dent 2004:91:421-7.

22. Vigolo P. et al. Avaliação clínica de implantes de pequeno diâmetro em restaurações unitárias e múltiplas: Um estudo retrospetivo de 7 anos. Int J Oral Maxillofac Implants 2004: 19: 703 - 709.

23. Carisson GE. Kronstro "mM, de Bant C. Cune M, Davis D. Garefis P. Heo SJ, et al Um inquérito sobre a utilização de sobredentaduras de implantes mandibulares em 10 países. Int.J Prosthodont 2004;17:211-70.

24. Steven J. Sadowsky e Angelo A. Caputo Transferência de tensão de quatro designs de cantilever de sobredentadura de implante mandibular J Prosthet Dent 2004:92:328-36.

25. Frederick C.S. Chu, Fei L. Deng. Adam S.C. Siu. Sobredentadura mandibular suportada por implantes e magnética para um paciente edêntulo com doença de Parkinson: Um relatório clínico. J Prosthet Dent 2004:91:219-22.

26. ValiKhadivi: Correção de um pilar de implante não paralelo para uma sobredentadura mandibular retida por dois implantes: Um relatório clínico. J Prosthet Dent 2004:92:216-9.

27. H.-J. Chun. D.Park, C. Han, S. Heo. M.S Heo, & J. Koak. Distribuições de tensão no osso maxilar em redor de implantes de sobredentadura com diferentes encaixes de sobredentadura Journal of Oral Rehabilitation 2005 32: 193-205

28. Heydecke G, Penrod JR, Takanashi Y, Lund JP, Feine JS, Thomason JM. Custo-efetividade de sobredentaduras mandibulares de dois implantes e próteses convencionais em idosos desdentados. Journal of dental research. 2005 Sep;84(9):794-9.

29. Stellingsma K, Slagter AP, Stegenga B, Raghoebar GM, Meijer HJ. Função mastigatória em pacientes com uma mandíbula extremamente reabsorvida restaurada com overdentures mandibulares implanto-retidas: comparação de três tipos de protocolos de tratamento. Journal of Oral Rehabilitation. 2005 Jun;32(6):403-10.

30. Weber HP, Sukotjo C. O tipo de prótese de implante afecta os resultados no paciente parcialmente edêntulo? Jornal Internacional de Implantes Orais e Maxilofaciais. 2007 Nov 2;22(7).

31. Al-Ghafli SA, Michalakis KX, Hirayama H, Kang K. O efeito in vitro de diferentes angulações do implante e do deslocamento cíclico nas propriedades de retenção de

um sistema de fixação de sobredentadura. Journal of Prosthetic Dentistry. 2009 Sep 1;102(3):140-7.

32. Pigozzo MN, Mesquita MF, Henriques GE, Vaz LG. A vida útil dos sistemas de fixação de sobredentaduras implanto-suportadas. The Journal of prosthetic dentistry. 2009 Aug 1;102(2):74-80.

33. Rentsch-Kollar A, Huber S, Mericske-Stern R. Overdentures de implantes mandibulares seguidas durante mais de 10 anos: adesão do paciente e manutenção protética. Revista Internacional de Prótese Dentária. 2010 Mar 1;23(2):91.

34. Cavallaro Jr J, Greenstein G. Pilares de implantes angulados: uma aplicação prática dos conhecimentos disponíveis. O Jornal da Associação Dentária Americana. 2011 Feb 1;142(2):150-8.

35. Pita MS, Anchieta RB, Barao VA, Garcia Jr IR, Pedrazzi V, Assungao WG. Plataformas protéticas em implantodontia. Jornal de Cirurgia Craniofacial. 2011 Nov 1;22(6):2327-31.

36. Laurito D, Lamazza L, Spink MJ, De Biase A. Prótese de implante dentário suportada por tecidos (overdenture): a procura do protocolo ideal. Uma revisão da literatura. Annali di stomatologia. 2012 Jan;3(1):2.

37. Zucchelli G, Mazzotti C, Mounssif I, Mele M, Stefanini M, Montebugnoli L. Uma nova abordagem cirúrgico-protética para a cobertura de deiscências de tecidos moles à volta de um único implante. Investigação clínica sobre implantes orais. 2013 Sep;24(9):957- 62.

38. Abduo J, Lyons K. Rationale for the use of CAD/CAM technology in implant prosthodontics. Revista internacional de medicina dentária. 2013 Jan 1;2013.

39. Taruna M, Chittaranjan B, Sudheer N, Tella S, Abusaad MD. Perspetiva protética do conceito all-on-4® para implantes dentários. Jornal de investigação clínica e de diagnóstico: JCDR. 2014 Oct;8(10):ZE16.

40. Gowd MS, Shankar T, Ranjan R, Singh A. Considerações protéticas em próteses suportadas por implantes: Uma revisão da literatura. Jornal da Sociedade Internacional de Medicina Dentária Preventiva e Comunitária. 2017 Jun;7(Suppl 1):S1.

41. Carpentieri J, Greenstein G, Cavallaro J. Hierarquia do espaço de restauração necessário para diferentes tipos de próteses de implantes dentários. O Jornal da Associação Dentária Americana. 2019 Aug 1;150(8):695-706.

42. Storelli S, Caputo A, Palandrani G, Peditto M, Del Fabbro M, Romeo E, Oteri G. Utilização de implantes de diâmetro estreito em pacientes completamente desdentados como opção protética: uma revisão sistemática da literatura. BioMed Research International. 2021 Jun 22;2021.

43. Ionescu RN, Totan AR, Imre MM, Tancu AM, Pantea M, Butucescu M, Farcasiu AT. Materiais protéticos utilizados em restaurações suportadas por implantes e as suas interações bioquímicas orais: Uma revisão narrativa. Materiais. 2022 Jan 28;15(3):1016.

44. Glossário de Prótese Dentária. Edição; 9.

45. Palmer R. Introdução aos implantes dentários. BDJ. 1999; 187: 127-132.

46. Niinomi, M. Propriedades mecânicas da liga de titânio biomédica. Mat. Sci. Eng. A 1998, 243, 231-236.

47. Sharmila, Priyanka. Critérios para a seleção do pilar do implante: Uma visão

geral. J Adv Med Dent Sci Res 2022 ;10(3):7-9

48. Cavallaro J Jr, Greenstein G. Pilares de implantes angulados: Uma aplicação prática dos conhecimentos disponíveis. J Am Dent Assoc. 2011;142:150-8.

49. Rathee M, Bhoria M, Boora P. An insight into dental implant abutment selection criteria: an overview. Jornal de Investigação Oral Avançada. 2014 Sep;5(3):1-4.

50. Shadid R, Sadaqa N. Uma comparação entre próteses de implantes aparafusadas e cimentadas. Uma revisão da literatura. Jornal de Implantologia Oral. 2012 Jun;38(3):298-307.

51. Chee W, Jivraj S. Restaurações aparafusadas versus restaurações cimentadas suportadas por implantes. Br Dent J. 2006;201:501-507.

52. Vigolo P, Givani A, Majzoub Z, Cordioli G. Coroas unitárias cimentadas versus coroas aparafusadas suportadas por implantes: um estudo clínico prospetivo de 4 anos. International Journal of Oral & Maxillofacial Implants. 2004 Mar 1;19(2).

53. Nobel Biocare™. catálogo de produtos.

54. Shakhawan MA, Zanyar MA, Rebwar AH, Hawbash OM, Rozhyna PK, PaymanKh M. Conceito de tratamento "All-On-Four" em implantes dentários: Um artigo de revisão. Sur Cas Stud Op Acc J. 2 (4)-2019. SCSOAJ. MS. ID. 2019;142.

55. Singh R, Sharma S, Sultan K, Dadwal R, Kaushal A, Mongra A. Conceito de all on four para implantes dentários: uma revisão. IP Int J Maxillofac Imaging. 2020;6(4):93-6.

56. Thumati P, Reddy M, Mahantshetty M, Manwani R. "All-On-4/DIEM 2" Um conceito para reabilitar arcadas edêntulas completamente reabsorvidas. Jornal de Implantes Dentários. 2015 Jan 1;5(1):76.

57. Misch CE. Implantodontia contemporânea. 3ª edição. St. Louis: Mosby Elsevier, 2007.

58. Zarb GA, Schmitt A. Opções de tratamento protético com implantes para o paciente edêntulo. Jornal de reabilitação oral. 1995 Ago;22(8):661-71.

59. Tso HH, MMSC P, Millstein P, WRIGHT RF. A ponte Marius: uma restauração fixa para a maxila atrófica totalmente edêntula. Jornal da Sociedade Dentária de Massachusetts. 2012 Jan 1;61(1):48-9.

60. Fortin Y, Sullivan RM, Rangert BR. A ponte de implantes Marius: reabilitação cirúrgica e protética para o maxilar superior completamente desdentado com reabsorção moderada a grave: um estudo clínico retrospetivo de 5 anos. Clínica dentária de implantes e investigação relacionada. 2002 Jul;4(2):69-77.

61. Davo R, David L. Quad zygoma: técnica e realidades. Clínicas de Cirurgia Oral e Maxilofacial. 2019 May 1;31(2):285-97.

62. Nag PV, Sarika P, Khan R, Bhagwatkar T. TTPHIL-ALL TILT™-Uma técnica eficaz para o carregamento de implantes dentários: Um estudo comparativo da distribuição de tensões na maxila utilizando a análise de elementos finitos. Jornal de Implantes Dentários. 2019 Jan 1;9(1):4.

63. Gargari M, Prete V, Pujia A, Ceruso F. Reabilitação da arcada completa do maxilar superior fixa em 6 implantes. Oral & implantology. 2013;6:1-4.

64. Alqutaibi AY, Kaddah AF. Anexos utilizados com sobredentaduras suportadas por implantes. Revista Internacional de Medicina Dentária e Investigação Avançada. 2016;2(1):1-5.

65. Barras de sobredentadura [Internet]. Preat Corporation. [cited 2021 May 7].

Disponível em: https://preat.com/attachment_systems/overdenture-bars/
66. Walton JN, Ruse ND. Alterações in vitro em clips e barras utilizados para reter overdentures sobre implantes. The Journal of prosthetic dentistry. 1995 Nov 1;74(5):482-6.
67. Jivraj S, Rawal S. Material considerations for full-arch implant-supported restorations. Soluções sem enxertos para o paciente desdentado. 2018:189-211.
68. Al Farawati F, Nakaparksin P. Qual é o material ideal para a prótese de implante? Dental Clinics. 2019;63(3):515-30.
69. Hegde C, Prashad K, Hegde R. Materiais de restauração de implantes: Uma visão geral. IJOICR 10;1(1):43-8.
70. Gonzalez J. Suppl 1: The Evolution of Dental Materials for Hybrid Prosthesis.The open dentistry journal. 2014;8:85-94.
71. Reddy KM. Materiais redesenhados em próteses de boca inteira suportadas por implantes. O Jornal da Sociedade Indiana de Prostodontia. 2018 Oct;18(Suppl 1):S6.
72. Catálogo Bredent®.
73. Bechir ES, Bechir AN, Gioga CH, Manu R, Burcea AL, Dascalu IT. As vantagens do polímero BioHPP como material de superestrutura em implantologia oral Materiale Plastice. 2016;53(3):394-8.
74. Zoidis P, Papathanasiou I, Polyzois G. A utilização de um poli-éter-éter-cetona (PEEK) modificado como material de estrutura alternativo para próteses dentárias removíveis. Um relatório clínico. Journal of Prosthodontics. 2016;25(7):580-4.

I. MAXILLA [I.*(3)]

Se o CHS for superior a 12 mm, pode ser utilizada uma prótese overdenture. Esta prótese oferece a vantagem de uma melhor estética devido à presença de um rebordo labial para suportar o lábio. Apenas 2 opções de sobredentadura são propostas para a maxila em comparação com a mandíbula, devido à menor densidade óssea e ao cantilever posterior contraindicado. As opções são:

a. Opção de sobredentadura 1 (OD-1)

b. Opção de sobredentadura 2 (OD-2)

Estas opções foram descritas sucintamente no capítulo 6 anterior.

A principal diferença entre a prótese RP4 e a RP5 reside na natureza do suporte recebido. A prótese RP4 é completamente suportada, retida e estabilizada pelo implante e a posição e o número do implante chave são semelhantes aos de uma restauração fixa, enquanto que na RP5 o suporte é obtido a partir do implante e do tecido mole e é preferido quando o espaço em altura da coroa é excessivo.

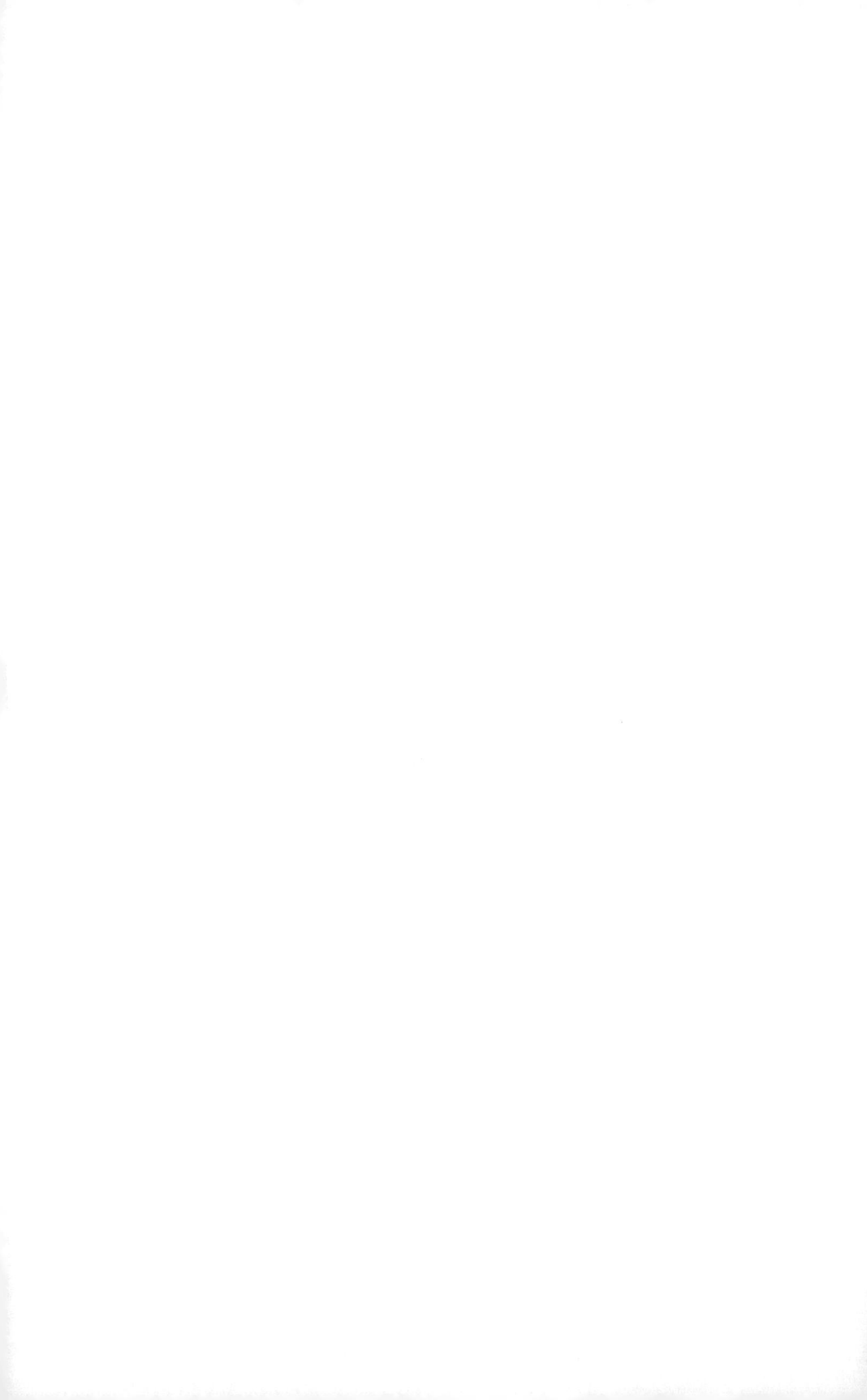

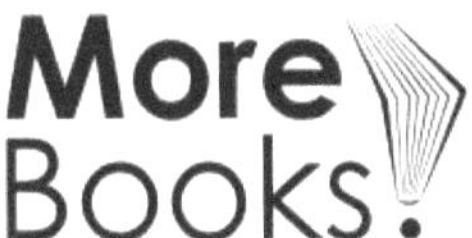

More Books!

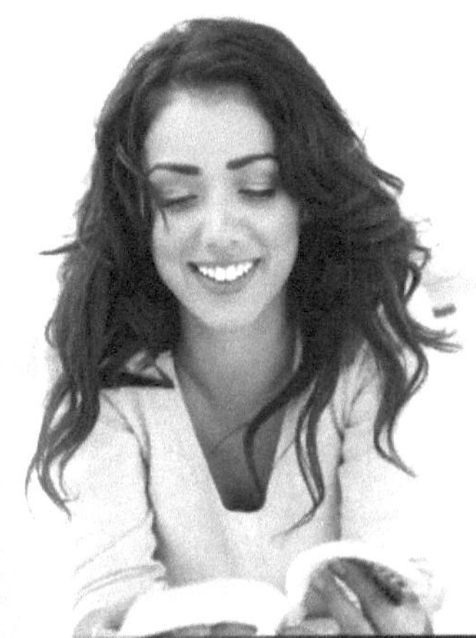

I want morebooks!

Buy your books fast and straightforward online - at one of world's fastest growing online book stores! Environmentally sound due to Print-on-Demand technologies.

Buy your books online at
www.morebooks.shop

Compre os seus livros mais rápido e diretamente na internet, em uma das livrarias on-line com o maior crescimento no mundo! Produção que protege o meio ambiente através das tecnologias de impressão sob demanda.

Compre os seus livros on-line em
www.morebooks.shop

info@omniscriptum.com
www.omniscriptum.com

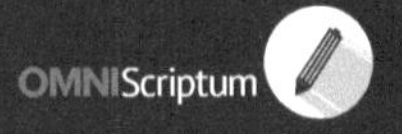

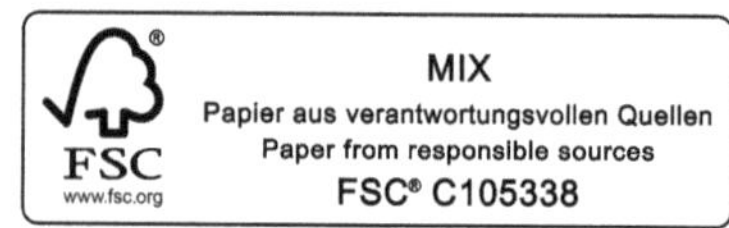

Printed by Books on Demand GmbH, Norderstedt / Germany